SHIYONG KOUQIANGKE ZHENDUAN YU ZHILIAO

实用口腔科诊断与治疗

主编 李 惠 张苗苗 韩玉敏 王 颖

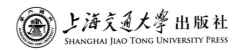

上海交通大学出版社
SHANGHAI JIAO TONG UNIVERSITY PRESS

内容提要

本书内容首先简单介绍了口腔的功能、口腔疾病常见症状、口腔疾病的常用检查、口腔疾病的常用药物；然后详细地论述了牙体硬组织疾病、牙髓及根尖周疾病、牙周疾病、口腔黏膜疾病、口腔颌面部感染、口腔颌面部损伤、口腔颌面部肿瘤；针对各种疾病，均讲解了其病因、临床表现、诊断、鉴别诊断、治疗措施。书中把一些常见口腔疾病用图画的方式描绘了出来，再辅以简明扼要的文字解说，以更加直观的方式加深读者对口腔疾病的认识，可以起到事半功倍的效果。本书资料详实、条理清晰、涵盖面广，适合各级医院口腔科医师参考阅读。

图书在版编目（CIP）数据

实用口腔科诊断与治疗 / 李惠等主编. --上海：
上海交通大学出版社，2022.8
　ISBN 978-7-313-27402-1

Ⅰ. ①实… Ⅱ. ①李… Ⅲ. ①口腔疾病－诊疗 Ⅳ.
①R78

中国版本图书馆CIP数据核字（2022）第165005号

实用口腔科诊断与治疗
SHIYONG KOUQIANGKE ZHENDUAN YU ZHILIAO

主　　编：李　惠　张苗苗　韩玉敏　王　颖
出版发行：上海交通大学出版社　　　　　　地　　址：上海市番禺路951号
邮政编码：200030　　　　　　　　　　　　电　　话：021-64071208
印　　制：广东虎彩云印刷有限公司
开　　本：710mm×1000mm 1/16　　　　　经　　销：全国新华书店
字　　数：211千字　　　　　　　　　　　印　　张：12.5
版　　次：2023年1月第1版　　　　　　　　插　　页：2
书　　号：ISBN 978-7-313-27402-1　　　　印　　次：2023年1月第1次印刷
定　　价：128.00元

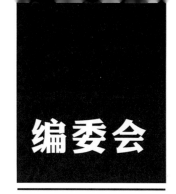

编委会

主　编

李　惠（山东省枣庄市口腔医院）

张苗苗（山东省枣庄市口腔医院）

韩玉敏（山东省梁山县人民医院）

王　颖（山东省威海口腔医院）

副主编

颜淑云（山东中医药大学第二附属医院）

刘玉珍（山东省新泰市第二人民医院）

赵　丽（河北省石家庄市第二医院）

主编简介

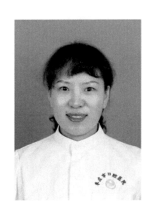

◎李 惠

　　女，1970年生，副主任医师。毕业于滨州医学院口腔专业，现就职于山东省枣庄市口腔医院儿童口腔科，任中华口腔医学学会会员，山东省口腔医学分会儿童口腔专委会委员。擅长儿童口腔根尖病的治疗，乳牙早失后的间隙管理，儿童口腔不良习惯的早期破除肌功能的矫正等。多次获医院"优秀管理者""先进个人"等荣誉称号。发表论文7篇，出版著作2部。

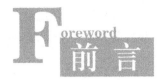

　　口腔疾病与全身健康息息相关,它可直接或间接影响全身健康。生活水平的提高及一些不良的饮食习惯,致使人们出现了越来越多的口腔疾病。口腔疾病带给患者的不仅仅是牙齿缺损或引发口臭问题,严重的甚至会引起口腔癌、脑梗死、脑脓肿、风湿性关节炎等疾病。口腔学作为一门临床学科,它在临床专业中算是比较独立的一门分支学科,有着自己完整的理论体系和操作技巧。口腔疾病的种类繁多,症状各异,个体状况及病情千变万化,口腔医疗领域发展迅速,因此,口腔临床医师需不断巩固和提高诊疗水平,全面系统地学习、掌握口腔医学的新知识、新方法和新技能。为了及时普及最新的研究治疗成果,丰富口腔科临床医师的治疗技术和治疗手段,我们总结自身多年的临床工作经验,参考大量国内外最新的文献资料,编撰了《实用口腔科诊断与治疗》一书。

　　本书构思新颖,框架统一。首先简单介绍了口腔的功能、口腔疾病常见症状、口腔疾病的常用检查、口腔疾病的常用药物;然后详细地论述了牙体硬组织疾病、牙髓及根尖周疾病、牙周疾病、口腔黏膜疾病、口腔颌面部感染、口腔颌面部损伤;针对各种疾病,均讲解了其病因、临床表现、诊断、鉴别诊断、治疗措施。书中把一些常见口腔疾病用图画的方式描绘了出来,再辅以简明扼要的文字解说,以更加直观的方式加深读者对口腔疾病的认识,可以起到事半功倍的效果。本书紧扣临床实际,条理清晰、涵盖面广,资料详实、语言精练,既融合了编者多年的临床经验,又加入了最新的口腔诊疗技术;既是一本学术价值较高的参考书,又是一本实用性强的工具书,适合各级医院口腔科医师参考阅读。

在编写过程中,我们所有编写人员都竭尽所能,力求准确,深入浅出,并写出新意。但编写经验和学识水平有限,加之口腔科学的知识发展日新月异,故书中存在疏漏或者不足之处,敬请广大同仁批评指正。

《实用口腔科诊断与治疗》编委会
2021 年 10 月

C ontents 目 录

第一章

口腔的功能

第一节 下颌运动

下颌运动是完成口腔功能的重要组成部分。其运动形式可归纳为开闭、前后和侧向 3 种基本运动。下颌运动是通过髁突的转动和滑动，牙齿的咬合以及神经、肌肉的参与来完成的。

一、控制下颌运动的因素

控制下颌运动的主要因素有 4 个，可分为两类，即解剖性控制因素和生理性控制因素。解剖性控制因素，即双侧颞下颌关节及牙齿的咬合接触关系；前者可作为下颌运动的转动轴和轴的滑动，机械性地限定其运动范围。生理性控制因素即神经、肌肉结构。在下颌的各种运动中，如咀嚼、吞咽、言语、歌唱等，肌肉功能是不可缺少的。

在控制因素中，双侧颞下颌关节是相对固定的，无法改变，而咬合接触能够修改，甚至重建。通过修改𬌗面，可以改变加在牙周膜的应力分布，从而改变本体感受的传入信号，间接地调节神经、肌肉的反应。

总之，在下颌运动的控制因素中，双侧颞下颌关节是无法直接使之改变的，但𬌗可在一定范围内进行调整，通过神经、肌肉系统的反应，达到改变的目的。

二、下颌运动的形式

(一)开闭运动

正常情况下，开闭运动是双侧关节、肌肉对称性的运动，运动型呈"↑、↓"。

开颌运动由双侧翼外肌下头收缩，使牙齿脱离锁结，下颌下降约 2 cm，髁突仅做转动，产生小开颌运动。当翼外肌下头和降颌肌继续收缩，使下颌继续下降至最大开颌时,双侧髁突产生前下滑行运动达关节结节顶,双板区的弹力纤维可被拉长 0.7~1.0 cm。最大开颌运动由二腹肌强烈收缩,牵引下颌向后下方,使髁突停止在关节结节处仅做转动,此时韧带被拉紧限制髁突的过度移动。

闭颌运动由双侧颞肌、咬肌和翼内肌同时收缩,牵引髁突循开颌运动原轨迹做相反方向运动,使下颌回到牙尖交错位,髁突回到关节窝中。

(二)前、后运动

前、后运动是双侧关节对称性的滑行运动。

从牙尖交错𬌗开始,双侧翼外肌下头同时收缩,使牙齿脱离锁结。同时牵引髁突沿关节结节后斜面向前下滑行,如前牙深覆𬌗则先做小开颌运动后才能前伸,故前伸运动有滑动也有转动,以前者为主。

后退运动时,翼外肌松弛,双侧颞肌中后份纤维收缩,牵引髁突循原轨迹做反向运动回到关节窝后位。

(三)侧方运动

侧方运动是非对称性运动,即一侧转动另一侧滑动。

如下颌向右侧运动,首先双侧翼外肌下头同时收缩,使下颌下降少许,牙齿脱离牙尖交错𬌗锁结关系,此时左侧翼外肌下头、翼内肌及右侧咬肌、颞肌同时收缩引起左髁突沿关节结节后斜面向前、下、内滑行运动,右侧做转动。下颌向左侧运动与右侧运动相同,方向相反。

第二节 咀 嚼 功 能

一、咀嚼运动

(一)咀嚼运动的意义

1.粉碎食物

通过咀嚼能粉碎食物,有利于唾液充分润湿粉碎后的食物,混合成大小合适的食团,便于吞咽。

2.促进发育和消化功能

在咀嚼过程中,由于咀嚼肌的功能性收缩和下颌运动,对牙颌、面、颅底的软硬组织予以功能性刺激,促进其血液循环及淋巴回流,增强代谢,使咀嚼系统获得正常发育和维护健康。咀嚼并能反射地引起胃、胰、肝、胆囊等分泌消化液,有助于机体对食物的消化和吸收。

3.增强味觉

咀嚼使唾液与食物充分混合,则可溶出食物中的有味物质,扩散至味觉感受器。同时咀嚼挥发了食物中的某些挥发性物质(如香味等),有利于味觉。

4.自洁作用

咀嚼使食物与牙齿发生摩擦,并能加强唾液分泌,清除和冲洗附着于牙齿及口腔的食物残渣。通过咀嚼易于发现混于食物中误入口腔的异物而去除之。

5.满足食欲

有精神上和心理上的效应。

(二)咀嚼运动的作用

一般可归纳为对食物的切割、压碎和磨细 3 个基本阶段。

1.切割

切割是通过前牙前伸咬合进行的。下颌由牙尖交错𬌗或下颌姿势位的向下、向前伸,继则上升至上、下颌切牙相对,切咬食物。在穿透食物后,上、下颌切牙对刃,然后下颌切牙的切嵴,沿上颌切牙的舌面向后上方向回归至牙尖交错位。其中,前伸过程是准备运动,由对刃滑行回归至牙尖交错𬌗才是发挥功能的阶段。此运动的幅度一般约 2 mm,但与前牙覆𬌗覆盖的程度有关。

2.压碎和磨细

压碎和磨细是通过后牙𬌗血运循环进行的。压碎和磨细是两个不能截然分开的阶段,均由后牙进行。压碎是指垂直方向将食物捣碎。磨细则需伴有下颌的侧方运动。循环始于下颌由牙尖交错位向下向外(向工作侧),继则上升,使工作侧上、下颌后牙的同名牙尖彼此相对。然后下颌后颊尖的颊斜面。沿上颌后牙颊尖的舌斜面向舌侧滑行,返回牙尖交错位。下颌后牙颊尖舌斜面从中央窝沿上后牙舌尖颊斜面向舌侧继续滑行,约至其一半处而分离。这段滑行过程有研磨食物的作用。下颌后牙颊尖与下颌后牙舌尖分离后,再向颊侧重复上述咀嚼运动。如此周而复始,称为后牙的𬌗运循环。

二、咀嚼周期

咀嚼运动虽是复杂的综合性运动,但有一定的程序和重复性。咀嚼食物时,下颌运动自上、下颌牙齿的咬合接触至分离,经再闭合至咬合接触为一个周期。这一周期的运动途径称为咀嚼周期,它由几个时相组成,也可借各种仪器描记。

(一)咀嚼周期正常的特征

(1)轨迹图具有似滴泪水的形态。

(2)自牙尖交错位开口时,运动速度较快。

(3)近最大开口位时运动速度缓慢,但闭口运动时,速度又加快。

(4)闭口运动将近咬合接触时,运动速度缓慢,近牙尖交错时运动速度急速减缓,在0.1秒以内自每秒数厘米至每秒零厘米。咀嚼运动的速度在整个开口和闭口运动之间,左侧方和右侧方运动之间,大体上差别不大。

(5)牙齿咬合接触时,下颌运动瞬息停止,咀嚼周期终止于牙尖交错位。咀嚼周期的速度若缓慢,则牙尖交错位时牙齿接触的时间就长,一个咀嚼周期所需时间由咀嚼食物的性质而定,一般平均约0.875秒,其中咬合接触时间平均约0.2秒,牙尖交错牙齿接触时间为0.1～0.15秒。

(二)咀嚼周期异常型

(1)牙齿咬合接触时下颌运动无明显的瞬息停止。

(2)咀嚼周期的形态不稳定。

(3)咀嚼周期的速度变化甚大。

(4)咀嚼周期的运动没有节律。

三、咀嚼运动中的生物力及生物杠杆

(一)咀嚼运动中的生物力

1.咀嚼力

咀嚼力为咀嚼肌所能发挥的最大力,也称咀嚼肌力。其力量的大小,一般与肌肉在生理状态下的横截面积成正比。

2.𬌗力

咀嚼时,咀嚼肌仅发挥部分力量,一般不发挥其全力而留有潜力,故牙齿实际所承受的咀嚼力量,称为𬌗或咀嚼压力。𬌗力的大小,因人而异。同一个体,因其年龄、健康状况及牙周膜的耐受阈大小而有所不同。𬌗力与咀嚼力的大小密切相关。

3.最大力

最大力为牙周膜的最大耐受力。咀嚼力较𬌗力大得多,若牙周组织承受的𬌗力超过其耐受阈时,感受器(特别是触、痛觉感受器)感受刺激,传入中枢,产生疼痛,从而反射性地使咀嚼肌收缩力减弱,起调节作用。

正常人的𬌗力平均为 22.4～68.3 kg,一般情况下日常食物所需的𬌗力范围为 3～30 kg,而绝大多数为 10～23 kg。由此可见,正常牙周支持组织有一定的储备力量。

𬌗力大小的顺序:第一磨牙＞第二磨牙＞第三磨牙＞第二前磨牙＞第一前磨牙＞尖牙＞中切牙＞侧切牙。其中第一磨牙、第二磨牙差别有时不明显,也有第二磨牙＞第一磨牙者。上述次序不受性别、年龄的影响。

𬌗力为生物力,其大小与性别、年龄、牙齿的类别、位置、牙尖形态、牙轴方向、颌间距离、牙周组织、咀嚼肌、颌骨、咬合的状态及所咀嚼食物的性状等均有关。各种𬌗力测定仪虽能测得一定𬌗力,但与实际𬌗力可能尚有差距。因𬌗计的咬头置于牙齿上,其受力方向不易与牙齿长轴一致,咬头本身与咀嚼的食物也有差异。

(二)咀嚼运动中的生物杠杆

人体器官的解剖、生理特点都是相互依存,互相影响的。在咀嚼运动中,下颌有转动和滑动,涉及额状面、矢状面和水平面,较为复杂。根据生物力学的机械杠杆原理分析如下。

1.切咬运动

切咬食物时,前牙切咬食物为重点(W),颞下颌关节为支点,提下颌肌群以咬肌和颞肌为主要动力点(F),构成第Ⅲ类杠杆,则阻力臂(d1)较动力臂(d2)长,机械效能较低。因此,越向前区咀嚼食物,牙齿承受的咀嚼力就越小,这有利于维护狭小的单根前牙和其牙周组织的健康。

2.侧方咀嚼运动

一般为左侧或右侧的单侧型咀嚼,此时非工作侧髁突虽向工作侧移动,但仍为翼外肌、颞肌、舌骨上、下肌群所稳定,并作为支点。工作侧的升颌肌主要以咬肌与翼内肌收缩为力点,研磨食物处为重点,构成第Ⅱ类杠杆。此时动力臂(d2)较阻力臂(d1)长,可使机械效能增加。当研磨食物的后阶段下段接近正中时,则同时可存在第Ⅱ类杠杆和第Ⅲ类杠杆作用。

四、咀嚼效率与有关因素

咀嚼效率是指机体在一定时间内,将一定量食物嚼碎的能力,是咀嚼作用的实际效果。效率的高低对机体的消化程度有一定的影响。

(一)咀嚼效率的测定

1.重量法

测定的方法是计算在单位时间内嚼碎一定量食物所做工作的百分率。其方法是给被试者花生米 4 g,咀嚼 20 秒,然后全部吐在盛器内,并漱净口内咀嚼物残渣,过筛(筛孔径为 2.0 mm),将未过筛的残渣烤干。若称其重量为 0.5 g,其咀嚼效率按公式计算为:

$$\frac{总量-余量}{总量}\times100\%=\frac{4-0.5}{4}\times100\%=87.5\%$$

2.吸光度法

主要利用分光光度计,测定咀嚼后试物在水中悬浊液的浓度,于可见光波段的吸光度读数,而获得相应的咀嚼效率。此法较简便,且迅速。

3.比色法

20 世纪 80 年代以来国外广泛应用光谱比色法。1983 年,瑞典有学者利用试物对生物染料苋菜红溶液的吸附作用,将咀嚼后的试物放入苋菜红溶液中。嚼得越细的试物,吸附该染料越多,则溶液浓度越低。通过测定即可获得咀嚼效率的大小。

其他有以牙齿的数量或咀嚼面积的大小来测定的,尚有测定咀嚼后食物的消化状态等方法,但因精确度不高或所用材料的限制,一般不采用。

(二)影响咀嚼效率的因素

(1)牙齿的功能性接触面积:上、下颌牙齿的功能性接触面积大小与咀嚼效率高低有密切关系,接触面积越大,咀嚼效率越高。对颌牙的𬌗关系,牙齿的形态、大小、数目、排列等不正常,牙体、牙列的缺损均可导致咀嚼效率的降低。

(2)牙齿支持组织:由于局部或全身的疾患,使牙齿支持组织受到损害,牙周组织的耐受力降低而影响咀嚼效率。

(3)颞下颌关节疾病:影响下颌运动及咀嚼肌的作用,导致不能充分发挥咀嚼功能。

(4)口腔内软硬组织的缺损,手术或创伤等后遗症,均可影响咀嚼功能。

(5)其他年老体弱、过度疲劳、精神紧张和不良咀嚼习惯等,均可影响咀嚼功能。

五、咀嚼与牙齿磨耗

(一)磨耗与磨损

磨耗是指在咀嚼过程中,由于牙面与牙面之间,或牙面与食物之间的摩擦,使牙齿硬组织自然消耗的生理现象。牙齿的磨耗随着年龄增长而逐渐明显,多发生在牙齿𬌗面、切嵴及邻面。𬌗面磨耗以上、下颌磨牙的功能尖(支持尖)为多,切嵴以下前牙切嵴磨耗较多。因牙齿具有生理性的活动度,在长期咀嚼压力的作用下,相邻牙相互摩擦而致邻面磨耗。

磨损指牙齿表面与外物机械摩擦而产生的牙体组织损耗,如刷牙引起牙冠唇、颊面或颈部等处的非生理性损耗。

(二)磨耗的生理意义

均衡而适度的磨耗具有下列生理意义:①上、下颌牙在建𬌗初期可能出现少数早接触点,通过磨耗消除早接触点,使𬌗面广泛接触。②随着年龄增长,牙周组织对外力的抵抗力逐渐减弱,磨耗使牙尖高度降低,可减少咀嚼时牙周组织所受的侧向压力。③高龄者,牙周组织发生老年性退缩,临床牙冠增长,牙冠磨耗可减少临床牙冠的长度,保持根冠比例协调,从而不致由于杠杆作用而使牙周组织负担过重。④全牙列邻面持续地磨耗,可代偿牙弓持续地向前移动,使前牙不至于因后牙的推动而拥挤。

牙齿磨耗的程度与食物的性质、牙体组织的结构、咀嚼习惯和𬌗力的强弱有关。多食粗硬食物、紧咬牙、夜磨牙、牙体发育不良和𬌗关系紊乱等,都可使牙齿过多、过快或不均匀地磨耗,而形成各种病理现象。若由于某些因素引起咀嚼运动受限制或侧方运动幅度较小,可使颊舌尖的磨耗程度不均或过多,如上、下颌牙的功能尖磨耗过多,可形成反横𬌗曲线,易引起牙周组织的创伤和牙体组织的折裂。后牙𬌗面磨耗,前牙切嵴未能相应地磨耗,结果形成严重的深覆𬌗。下颌前牙切嵴沿上颌前牙舌面向后上滑行,致使髁突后移,颞下颌关节受到创伤。邻面磨耗可使原来的点状接触变成面接触,容易造成食物嵌塞、邻面龋及牙周病。

第三节　唾液功能

一、唾液的性质和成分

口腔内的混合唾液为泡沫状、无味、稍混浊、微呈乳黄色的黏稠液体,比重较水稍大,在1~1.009之间。新鲜的唾液略呈酸性,其pH值与所含的碳酸氢钠和二氧化碳的浓度有关。pH范围为6.0~7.9,平均为6.75,但可因不同的个体和分泌时间而异。如谈话、睡眠或晨起床时呈弱酸性，就餐后可出现碱性。唾液的渗透压随分泌率的变化而有所不同。分泌率低，其渗透压也低，约为 50 mmol/L。在最大分泌率时，渗透压可接近血浆，达 300 mmol/L。唾液中电解质成分也随分泌率的变化而变化。刚从腺泡中分泌出来的唾液（原分泌液）含有唾液酶的离子成分与血浆没多大区别为等渗。但当经过唾液腺导管时，由于导管上皮细胞对电解质的吸收不同，而使唾液的离子成分发生显著的改变。

在混合唾液中主要为水，约占 99.4％，固体物质约占 0.6％（其中有机物约占 0.4％，无机物约占 0.2％）。有机物主要为黏蛋白，还有球蛋白、氨基酸、尿酸和唾液淀粉酶、麦芽糖酶、溶菌酶等。无机物有钠、钾、钙、氧化物、碳酸氢盐和无机碳酸盐等。

二、唾液的作用

唾液不仅对消化有很大作用，且与口腔的很多功能均有密切关系。

（一）消化作用

唾液内的淀粉酶能分解食物中的淀粉成麦芽糖。

（二）溶媒作用

使食物的有味物质先溶解于唾液，然后弥散与味蕾接触而产生味觉，兴奋食欲，相应地增加唾液的分泌。

（三）润滑作用

唾液内的黏液素可保持口腔组织的润滑柔软，使咀嚼、吞咽、言语等功能顺利进行。

（四）冲洗作用

唾液是流动的，流量较大，流速较快，使口腔内的食物残渣、细菌、脱落上皮等得以清洗，对预防感染及龋齿具有重要作用。

（五）中和作用

唾液中所含的有机、无机物质可引起中和作用，如黏多糖能中和少量的酸和碱，重碳酸盐可中和酸类等，使口内常保持中性、弱碱性或弱酸性，以免损伤口腔组织。

（六）稀释和缓冲作用

若刺激性很强的物质进入口内，唾液分泌立即增多，以稀释其浓度。过冷、过热的温度等刺激也可借以缓冲,以保护口腔组织。

(七)杀菌和抗菌作用

唾液中溶菌酶可作用于某些细菌的细胞壁,有杀菌作用。

此外,唾液中含变酶,能使某些病原菌成为非病原菌;唾液小体也具有吞噬作用;氨盐和硫氰酸盐也有抑菌作用。唾液中含有 SIgA,可减少变形链球菌集于牙面,因此,对龋病有免疫作用。

(八)黏附的固位作用

唾液具有吸附性,能紧紧地黏附于食物和其他颗粒上,使颗粒粘成团,便于吞咽;并可在黏膜表面扩展成薄膜,有利于修复体固位。

(九)缩短凝血时间

血液与唾液混合后,则凝血时间缩短,其缩短程度与混合之比例有关。血液与唾液之比为 1：2 时,凝血时间缩短最多。

(十)排泄作用

血液中的异常或过量成分,常可通过唾液排出,如过量的汞、铅等重金属元素及碘也主要从唾液中排出。在肾功能弱而少尿时的部分尿素、糖尿病患者血液中过多的葡萄糖,有时血液中的病毒等,也常可由唾液中排出。

(十一)其他作用

唾液中的唾液腺素和腮腺素有很多作用:①维持下颌下腺与腮腺的正常分泌活动。②能调节钙的代谢,促进骨和牙齿硬组织发育等作用。

由于唾液腺素的这些作用,近来许多学者认为唾液腺不仅是外分泌腺,也是内分泌腺。

第二章

口腔疾病常见症状

第一节 牙 痛

　　牙痛是口腔科临床上最常见的症状,常是患者就医的主要原因。可由牙齿本身的疾病,牙周组织及颌骨的某些疾病,甚至神经疾患和某些全身疾病所引起。对以牙痛为主诉的患者,必须先仔细询问病史,如疼痛起始时间及可能的原因,病程长短及变化情况,既往治疗史及疗效等。必要时还应询问工作性质、饮食习惯、有无不良习惯(如夜磨牙和咬硬物等)、全身健康状况及家族史等。关于牙痛本身,应询问牙痛的部位、性质、程度和发作时间。疼痛是尖锐剧烈的还是钝痛、酸痛;是自发痛还是激发痛、咬合时痛;自发痛是阵发的或是持续不断;有无夜间痛;疼痛部位是局限的或放散的,能否明确指出痛牙等。根据症状可得出一至数种初步印象,便于做进一步检查。应记住,疼痛是一种主观症状,由于不同个体对疼痛的敏感性和耐受性有所不同,而且有些其他部位的疾病也可表现为牵涉性牙痛。因此,对患者的主观症状应与客观检查所见、全身情况及实验室和放射学检查等结果结合起来分析,以做出正确的诊断。

一、引起牙痛的原因

　　(1)牙齿本身的疾病,如深龋,牙髓充血,各型急性牙髓炎、慢性牙髓炎,逆行性牙髓炎,由龋齿、外伤、化学药品等引起的急性根尖周炎、牙槽脓肿,微裂,牙根折裂,髓石,牙本质过敏,流电作用等。

　　(2)牙周组织的疾病,如牙周脓肿、急性龈乳头炎、冠周炎、坏死性溃疡性龈炎、干槽症等。

　　(3)牙齿附近组织的疾病、所引起的牵涉痛,如急性化脓性上颌窦炎或急性化脓性颌骨骨髓炎时,由于神经末梢受到炎症的侵犯,使该神经所支配的牙齿发生牵涉性痛。颌骨内或上颌窦内的肿物、埋伏牙等可压迫附近的牙根发生吸收,如有继发感染,可出现牙髓炎导致疼痛。急性化脓性中耳炎、咀嚼肌群的痉挛等均可出现牵涉性牙痛。

(4)神经系统疾病,如三叉神经痛患者常以牙痛为主诉。颞下窝肿物在早期可出现三叉神经第三支分布区的疼痛,翼腭窝肿物的早期由于压迫蝶腭神经节,可出现三叉神经第二支分布区的疼痛。

(5)全身疾患,有些全身疾患,如流感、癔症、神经衰弱,月经期和绝经期等可诉有牙痛。高空飞行时,牙髓内压力增高,可引起航空性牙痛。有的心绞痛患者可反射性地引起牙痛。

二、诊断步骤

(一)问清病史及症状特点

1.尖锐自发痛

尖锐自发痛最常于急性牙髓炎(浆液性、化脓性、坏疽性)、急性根尖周炎(浆液性、化脓性)。其他,如急性牙周脓肿、髓石、冠周炎、急性龈乳头炎、三叉神经痛、急性上颌窦炎等。

2.自发钝痛

自发性钝痛常见于慢性龈乳头炎,创伤𬌗等。在机体抵抗力降低时,如疲劳、感冒、月经期等,可有轻度自发钝痛、胀痛。坏死性龈炎时牙齿可有撑离感和咬合痛。

3.激发痛

牙本质过敏和Ⅱ~Ⅲ级龋齿或楔状缺损等,牙髓尚未受侵犯或仅有牙髓充血时,无自发痛,仅在敏感处或病损处遇到物理、化学刺激时才发生疼痛,刺激去除后疼痛即消失的疼痛被称为激发痛。慢性牙髓炎一般无自发痛而主要表现为激发痛,但当刺激去除后疼痛仍持续一至数分钟。咬合创伤引起牙髓充血时也可有对冷热刺激敏感。

4.咬合痛

牙隐裂和牙根纵裂时,常表现为某一牙尖受力而产生水平分力时引起的尖锐疼痛。牙外伤、急性根尖周炎、急性牙周脓肿等均有明显的咬合痛和叩痛、牙齿挺出感。口腔内不同金属修复体之间产生的流电作用也可使患牙在轻咬时疼痛,或与金属器械相接触时发生短暂的电击样刺痛。

以上疼痛除急性牙髓炎患者常不能自行明确定位外,一般都能明确指出痛牙。急性牙髓炎的疼痛常沿三叉神经向同侧对颌或同颌其他牙齿放散,但不会越过中线放散到对侧牙。

(二)根据问诊所得的初步印象,做进一步检查,以确定患牙

1.牙体疾病

牙体疾病最常见为龋齿。应注意邻面龋、潜在龋、隐蔽部位的龋齿、充填物下方的继发龋等。此外,如牙隐裂、牙根纵裂、畸形中央尖、楔状缺损、重度磨损、未垫底的深龋充填体、外伤露髓牙、牙冠变色或陈旧的牙冠折断等,均可为病源牙。

叩诊对识别患牙有一定帮助。急性根尖周炎和急性牙周脓肿时有明显叩痛,患牙松动。慢性牙髓炎、急性全部性牙髓炎和慢性根尖周炎、边缘性牙周膜炎、创伤性根周膜炎等,均可有轻至中度叩痛。在有多个可疑病源牙存在时,叩诊反应常能有助于确定患牙。

2.牙周及附近组织疾病

急性龈乳头炎时可见牙间乳头红肿、触痛,多有食物嵌塞、异物刺激等局部因素。冠周炎多见于下颌第三磨牙阻生,远中及颊舌侧龈瓣红肿,可溢脓。牙周脓肿和逆行性牙髓炎时可探到深牙周袋,后者袋深接近根尖,牙齿大多松动。干槽症可见拔牙窝内有污秽坏死物,骨面暴露,腐臭,触之疼痛。反复急性发作的慢性根尖周炎可在牙龈或面部发现窦道。

急性牙槽脓肿、牙周脓肿、冠周炎等,炎症范围扩大时,牙龈及龈颊沟处肿胀变平,可有波动。面部可出现副性水肿,局部淋巴结肿大,压痛。若治疗不及时,可发展为蜂窝织炎、颌骨骨髓炎等。上颌窦炎引起的牙痛,常伴有前壁的压痛和脓性鼻涕、头痛等。上颌窦肿瘤局部多有膨隆,可有血性鼻涕、多个牙齿松动等。

(三)辅助检查

1.牙髓活力测验

根据对冷、热温度的反应,以及刺激除去后疼痛持续的时间,可以帮助诊断和确定患牙。也可用电流强度测试来判断牙髓的活力和反应性。

2.X线检查

X线检查可帮助发现隐蔽部位的龋齿。髓石在没有揭开髓室顶之前,只能凭X线片发现。慢性根尖周炎可见根尖周围有不同类型和大小的透射区。颌骨内或上颌窦内肿物、埋伏牙、牙根纵裂等也需靠X线检查来确诊。

第二节 牙龈出血

牙龈出血是口腔中常见的症状,出血部位可以是全口牙龈或局限于部分牙齿。多数患者是在牙龈受到机械刺激(如刷牙、剔牙、食物嵌塞、进食硬物、吮吸等)时流血,一般能自行停止;另有一些情况,在无刺激时出血即自动流血,出血量多,且无自限性。

一、牙龈的慢性炎症和炎症性增生

这是牙龈出血的最常见原因,如慢性龈缘炎、牙周炎、牙间乳头炎和牙龈增生等。牙龈缘及龈乳头红肿、松软,甚至增生。一般在受局部机械刺激时引起出血,量不多,能自行停止。将局部刺激物(如牙石、牙垢、嵌塞的食物、不良修复体等)除去后,炎症很快消退,出血亦即停止。

二、妊娠期龈炎和妊娠瘤

妊娠期龈炎和妊娠瘤常开始于妊娠的第3～4个月。牙龈红肿、松软、极易出血。分娩后,妊娠期龈炎多能消退到妊娠前水平,而妊娠瘤常需手术切除。有的人在慢性牙龈炎的基础上,于月经前或月经期可有牙龈出血,可能与牙龈毛细血管受性激素影响而扩张、脆性改变等有关。长期口服激素性避孕药者,也容易有牙龈出血和慢性炎症。

三、坏死性溃疡性牙龈炎

坏死性溃疡性牙龈炎为梭形杆菌、口腔螺旋体和中间普氏菌等的混合感染。主要特征为牙间乳头顶端的坏死性溃疡,腐臭,牙龈流血和疼痛,夜间睡眠时亦可有牙龈流血,就诊时亦可见牙间隙处或口角处有少量血迹。本病的发生常与口腔卫生不良、精神紧张或过度疲劳、吸烟等因素有关。

四、血液病

在遇到牙龈有广泛的自动出血,量多或不易止住时,应考虑有无全身因素,并及时做血液学检查和到内科诊治。较常见引起牙龈和口腔黏膜出血的血液病,有急性白血病、血友病、血小板减少性紫癜、再生障碍性贫血、粒细胞减少症等。

五、肿瘤

有些生长在牙龈上的肿瘤,如血管瘤、血管瘤型牙龈瘤、早期牙龈癌等较易出血。其他较少见的,如发生在牙龈上的网织细胞肉瘤,早期常以牙龈出血为主诉,临床上很容易误诊为牙龈炎。有些转移瘤,如绒毛膜上皮癌等,也可引起牙龈大出血。

六、某些全身疾病

全身疾病如肝硬化、脾功能亢进、肾炎后期、系统性红斑狼疮等,由于凝血功能低下或严重贫血,均可能出现牙龈出血症状。伤寒的前驱症状有时有鼻出血和牙龈出血。在应用某些抗凝血药物或非甾体抗炎药,如水杨酸、肝素等治疗冠心病和血栓时,易有出血倾向。苯中毒时也可有牙龈被动出血或自动出血。

第三节　牙齿松动

正常情况下,牙齿只有极轻微的生理性动度。这种动度几乎不可觉察,且随不同牙位和一天内的不同时间而变动。一般在晨起时动度最大,这是因为夜间睡眠时,牙齿无颌接触,略从牙槽窝内挺出所致。醒后,由于咀嚼和吞咽时的𬌗接触将牙齿略压入牙槽窝内,致使牙齿的动度渐减小。这种 24 小时内动度的变化,在牙周健康的牙齿不甚明显,而在有𬌗习惯,如磨牙症、紧咬牙者较明显。妇女在月经期和妊娠期内牙齿的生理动度也增加。牙根吸收接近替牙期的乳牙也表现牙齿松动。引起牙齿病理性松动的主要原因如下。

一、牙周炎

牙周炎是使牙齿松动乃至脱落的最主要疾病。牙周袋的形成以及长期存在的慢性炎症,使牙槽骨吸收,结缔组织附着不断丧失,继而使牙齿逐渐松动、移位,终致脱落。

二、𬌗创伤

牙周炎导致支持组织的破坏和牙齿移位,形成继发性𬌗创伤,使牙齿更加松动。单纯的(原发性)𬌗创伤,也可引起牙槽嵴顶的垂直吸收和牙周膜增宽,临床上表现为牙齿松动。这种松动在𬌗创伤除去后,可以恢复正常。正畸治疗过程中,受力的牙槽骨发生吸收和改建,此时牙齿松动度明显增大,并发生移位;停止加力后,牙齿即可恢复稳固。

三、牙外伤

牙外伤最多见于前牙。根据撞击力的大小,使牙齿发生松动或折断。折断发生在牙冠时,牙齿一般不松动;根部折断时,常出现松动,折断部位越近牙颈部,则牙齿松动越重,预后也差。有的医师企图用橡皮圈不恰当地消除初萌的上颌恒中切牙之间的间隙,但该方法橡皮圈常渐渐滑入龈缘以下,造成深牙周袋和牙槽骨吸收,牙齿极度松动和疼痛。患儿和家长常误以为橡皮圈已脱落,实际它已深陷入牙龈内,应仔细搜寻并取出橡皮圈。此种病例疗效一般均差,常导致拔牙。

四、根尖周炎

急性根尖周炎时,牙齿出现突然松动,有伸长感,不敢对咬合,叩痛(＋＋)～(＋＋＋)。至牙槽脓肿阶段,则会出现根尖部和龈颊沟红肿、波动。这种主要由龋齿等引起的牙髓和根尖感染,在急性期过后,牙多能恢复稳固。

慢性根尖周炎,在根尖病变范围较小时,一般牙不太松动。当根尖病变较大或向根侧发展,破坏较多的牙周膜时,牙可出现松动。一般无明显自觉症状,仅有咬合不适感或反复肿胀史,有的根尖部可有瘘管。牙髓无活力。根尖病变的范围和性质可用X线检查来确诊。

五、颌骨骨髓炎

成人的颌骨骨髓炎多是继牙源性感染而发生,多见于下颌骨。急性期全身中毒症状明显,如高热、寒战、头痛,白细胞增至$(10～20)×10^3/L$等。局部表现为广泛的蜂窝织炎。患侧下唇麻木,多个牙齿迅速松动,且有叩痛。这是由于牙周膜及周围骨髓腔内的炎症浸润。一旦颌骨内的化脓病变经口腔黏膜或面部皮肤破溃,或经手术切开、拔牙而得到引流,则病程转入亚急性或慢性期。除病源牙必须拔除外,邻近的松动牙常能恢复稳固。

六、颌骨内肿物

颌骨内的良性肿物或囊肿由于缓慢生长,压迫牙齿移位或牙根吸收,致使牙齿逐渐松动。恶性肿瘤则使颌骨广泛破坏,在短时间内即可使多个牙齿松动、移位。较常见的,如上颌窦癌,多在早期出现上颌数个磨牙松动和疼痛。若此时轻易拔牙,则可见拔牙窝内有多量软组织,短期内肿瘤即由拔牙窝中长出,似菜花状。所以,在无牙周病且无明显炎症的情况下,若有一或数个牙齿异常松动者,应提高警惕,进行 X 线检查,以便早期发现颌骨中的肿物。

七、其他

有些牙龈疾病伴有轻度的边缘性牙周膜炎时,也可出现轻度的牙齿松动,如坏死性龈炎、维生素 C 缺乏、龈乳头炎等。但松动程度较轻,治愈后牙齿多能恢复稳固。发生于颌骨的组织细胞增生症,为原因不明的、累及单核-吞噬细胞系统的、以组织细胞增生为主要病理学表现的疾病。当发生于颌骨时,可沿牙槽突破坏骨质,牙龈呈不规则的肉芽样增生,牙齿松动并疼痛;拔牙后伤口往往愈合不良。X 线表现为溶骨性病变,牙槽骨破坏,病变区牙齿呈现"漂浮征"。本病多见于 10 岁以内的男童,好发于下颌骨。其他一些全身疾患,如 Down 综合征等的患儿,常有严重的牙周炎症和破坏,造成牙齿松动、脱落。牙周手术后的短期内,术区牙齿也会松动,数周内会恢复原来动度。

第四节 口 臭

口臭是指口腔呼出气体中的令人不快的气味,是某些口腔、鼻咽部和全身性疾病的一个较常见症状,可以由多方面因素引起。

一、生理因素

晨起时常出现短时的口臭,刷牙后即可消除。可由某些食物(蒜、洋葱等)和饮料(乙醇性)经过代谢后产生一些臭味物质经肺从口腔呼出所引起。某些全身应用的药物也可引起口臭,如亚硝酸戊脂、硝酸异山梨酯等。

二、病理因素

(一)口腔疾病

口腔呼出气体中的挥发性硫化物可导致口臭,其中 90% 的成分为甲基硫醇和硫化氢。临床上最常见的口臭原因是舌苔和牙周病变处的主要致病菌,如牙龈卟啉单胞菌、齿垢密螺旋体、福赛坦菌和中间普氏菌等的代谢产物。此外,牙周袋内的脓液和坏死组织、舌苔内潴留的食物残屑、脱落上皮细胞等也可引起口臭。在没有牙周炎的患者,舌苔则是口臭的主要来源,尤其与舌背的后 1/3 处舌苔的厚度和面积有关。用牙刷刷舌背或用刮舌板清除舌苔可显著减轻或消除口臭。

软垢、嵌塞于牙间隙和龋洞内的食物发酵腐败,也会引起口臭。有些坏死性病变,如坏死性溃疡性龈(口)炎、嗜伊红肉芽肿、恶性肉芽肿和癌瘤等,拔牙创伤的感染(干槽症)等,都有极显著的腐败性臭味。如果经过治疗彻底消除了口腔局部因素,口臭仍不消失,则应寻找其他部位的疾病。

(二)鼻咽部疾病

慢性咽(喉)炎、化脓性上颌窦炎、萎缩性鼻炎、小儿鼻内异物、滤泡性扁桃体炎等均能发出臭味。

(三)消化道、呼吸道及其他全身性疾病

如消化不良、肝硬化、支气管扩张继发肺部感染、肺脓肿、先天性气管食管瘘等。糖尿病患者口中可有烂苹果气味,严重肾衰竭者口中可有氨味或尿味。此外,某些金属(如铅、汞)和有机物中毒时,可有异常气味。

(四)神经和精神异常

有些患者自觉口臭而实际并没有口臭,是存在心理性疾患,如口臭恐惧症等,或者由于某些神经疾患导致嗅觉或味觉障碍而产生。用鼻闻法、仪器测量法(气相色谱仪等)可直接检测口臭程度和挥发性硫化物的水平。

第五节 开口困难

开口困难是指由于各种原因造成根本不能开口或开口甚小者。造成开口困难的原因很多,可分为感染性、瘢痕性、关节性、外伤性、肿瘤源性和精神、神经性等。

一、感染所致的开口困难

(一)下颌智齿冠周炎

下颌智齿冠周炎可以直接累及咬肌和翼内肌,引起肌肉痉挛,造成开口困难。

(二)颌面部深在间隙感染

颞下窝和翼下颌间隙感染刺激翼肌群痉挛造成开口困难。感染的来源常常是上、下磨牙感染扩散或在注射上颌结节、翼下颌传导麻醉时将感染带入。因感染在深部,早期在颜面部无明显红肿症状,不易发现。所以在有上、下磨牙感染或拔牙史,低热,开口困难,并在该间隙的相应部位(如上颌结节后方、翼下颌韧带处)有明显红肿和压痛者应考虑本病。

(三)化脓性下颌关节炎

化脓性下颌关节炎多数在下颌关节附近有化脓性病灶,如中耳炎、外耳道炎等,继之引起下颌关节疼痛,开口困难。检查时可见关节区有红肿,压痛明显,尤其不能上下牙对𬌗,稍用力即可引起关节区剧痛。颞下颌关节侧位 X 线片可见关节间隙增宽。

(四)破伤风

由破伤风杆菌引起的一种以肌肉阵发性痉挛和紧张性收缩为特征的急性特异性感染,由于初期症状可表现为开口困难而来口腔科就诊。一般有外伤史。痉挛通常从咀嚼肌开始,先是咀嚼肌少许紧张,继之出现强直性痉挛呈开口困难状,同时还因表情肌的紧缩使面部表情很特殊,形成"苦笑面容"。当颈部、背部肌肉收缩,则形成背弓反张。其他,如咬肌下、下颌下、颊部蜂窝织炎,急性化脓性腮腺炎等,均可发生开口困难,体征表浅,容易诊断。

二、瘢痕所致的开口困难

(一)颌间瘢痕挛缩

常常由坏疽性口炎后在上下颌间形成大量瘢痕,将上下颌紧拉在一起而不能开口。一般有口腔颌面部溃烂史,颊侧口腔前庭处能触到索条状瘢痕区,有时还伴有唇颊组织的缺损。

(二)放射性瘢痕

鼻咽部、腮腺区、颞下窝等恶性肿物经大量放射治疗后,在关节周围有大量放射性瘢痕造成开口困难。开口困难的症状是逐渐发展起来的,以致到几乎完全不能开口。照射区皮肤均有慢性放射反应,如皮肤薄而透明,毛细血管扩张,并可见到深棕色的斑点状色素沉着。

(三)烧伤后瘢痕

由各种物理、化学因素所致口颊部深部烧伤后,逐渐形成大量增生的挛缩瘢痕造成开口困难。

三、颞下颌关节疾患所致的开口困难

(一)关节强直

一般由关节区化脓感染或外伤后关节腔内血肿机化逐渐形成关节融合。关节强直常发病于儿童，逐渐出现开口困难以致最后完全不能开口呈开口困难状。关节强直侧下颌骨发育短小，面部丰满呈圆形；而健侧下颌骨发育较长，面部反而显塌陷狭长。颞下颌关节侧位 X 线片可见患侧关节间隙消失，髁突和关节凹融合成致密团块。少数可由类风湿颞下颌关节炎造成，其特点为常累及两侧并伴有指关节或脊柱关节的类风湿关节炎，因此，同时可查到手指成梭形强直畸形或脊柱呈竹节样强直畸形。

(二)颞下颌关节盘脱出

急性脱臼后或长期颞下颌关节紊乱病后可使关节盘脱出，脱出的关节盘在髁突运动中成为机械障碍物，甚至可嵌顿在髁突和关节结节之间致不能开口，呈开口困难状。

四、外伤所致的开口困难

(一)颧弓、颧骨骨折

颧弓、颧骨为面侧部突出处，容易被伤及。最常见为呈 M 形颧弓双骨折，骨折片下陷妨碍喙突活动造成开口困难；颧骨体骨折后向下向后移位可使上颌骨和颧骨之间的间隙消失妨碍下颌骨活动造成开口困难。

(二)下颌髁突骨折

下颌髁突颈部是下颌骨结构中的薄弱区，当颏部和下颌体部受到外伤后容易在髁突颈部骨折而造成开口困难。此外，由于局部创伤引起的骨化性咬肌炎也可造成开口困难。新生儿开口困难除破伤风外应考虑由于难产使用高位产钳损伤颞下颌关节所致。

五、肿瘤所致的开口困难

关节区深部肿物可以引起开口困难，因为肿物在深部不易被查出，常误诊为一般颞下颌关节紊乱病而进行理疗。因此，有开口困难而同时存在有脑神经症状者应考虑是否有以下部位的肿物。

(一)颞下窝综合征

颞下窝综合征为原发于颞下窝肿物引起的一种综合征。因肿物侵犯翼肌、

颞肌,故常有开口困难。早期有三叉神经第三支分布区持续性疼痛,继之出现下唇麻木,口角皮肤、颊黏膜异常感或麻木感。肿瘤长大时可在上颌后部口腔前庭处触到。

(二)翼腭窝综合征

翼腭窝综合征为原发于翼腭窝肿瘤引起的一种综合征,因肿瘤侵犯翼肌可引起开口困难外,最早出现三叉神经第二支分布区持续性疼痛和麻木,以后可影响眼眶累及视神经。

(三)上颌窦后部癌

肿瘤破坏上颌窦后壁,侵犯翼肌群,可以出现开口困难,并有三叉神经第二支分布区的持续性疼痛和麻木,鼻腔有脓血性分泌物,上颌侧位体层 X 线片见上颌窦后壁骨质破坏。

(四)鼻咽癌

鼻咽癌侵犯咽侧壁,破坏翼板,可影响翼肌群,出现开口困难,并常伴有剧烈头痛、鼻塞、鼻出血、耳鸣、听力障碍及颈部肿块等症状。

六、肌痉挛、神经精神疾患

(一)癔症性开口困难

癔症性开口困难如与全身其他肌痉挛或抽搐症状伴发,则诊断比较容易;但如只出现开口困难症状,则诊断比较困难。此病多发生于女性青年,既往有癔症史,有独特的性格特征。一般在发病前有精神因素,然后突然发生开口困难。用语言暗示或间接暗示(用其他治疗法结合语言暗示),常能解除症状。

(二)颞下颌关节紊乱

咀嚼肌群痉挛型一般由翼外肌痉挛经不适当的治疗或在全身因素影响下(如过度疲劳、精神刺激)引起。主要临床表现为开口困难,X 线片关节像正常。用肌肉松弛剂能立即开口,药物作用过后又开口困难。一般病期较长。

(三)咬肌挛缩

常因精神受刺激后突然发生开口困难,有时查不出诱因。一般发生在一侧咬肌,触时咬肌明显变硬,用钟式听诊器检查有嗡嗡的肌杂音。用 2% 普鲁卡因溶液封闭肌肉和咬肌神经时,变硬的肌肉可恢复正常,肌杂音可消失或减轻,开口困难症状亦缓解。咬肌挛缩有时可伴有颞肌挛缩。

第三章

口腔疾病的常用检查

第一节　实验室常规检查

一、检查前的准备和常用检查器械

(一)口腔检查前的准备

口腔诊室环境布置应整洁、舒适、宽敞和明亮,有条件可配置背景音乐,使患者在优雅而温馨的环境中接受检查和治疗,这样有利于患者心情放松。检查口腔,要有充足的光源,以自然光最为理想,它最能真实地反映牙冠、牙龈和口腔黏膜的色泽。自然光不足时,可借助灯光照明。调整好椅位,检查时,使受检者坐靠舒适,头部相对固定,一般将患者的头、颈、背调节成直线。做上颌牙的检查和治疗时,要将椅背后仰,使上牙列的面与地平面约成 45°,高度约与检查者肩部相平;做下颌牙的检查和治疗时,椅背与座位平面大体垂直,但略向后仰,使下牙列的面与地平面大致平行,高度与检查者肘部平齐。检查者应洗手消毒并戴好手套,可位于受检者的右侧或后方。若护士协助医师操作,则为"四手操作",护士位于患者左前方。

(二)常用检查器械

口腔检查常用器械主要有口镜、镊子和探针(图 3-1)。检查前应做好器械的严格消毒。为避免交叉感染,现在多使用一次性器材。

1.口镜

头部为圆形,柄与干为螺纹相接,镜面有平、凹两种。平面镜影像真实,凹面镜可使局部放大。口镜可用以反射光线,增加视野照明;用口镜投照影像,以观察直视不到的部位;还可以用来牵拉唇、颊或推压舌体等软组织;口镜柄还可做牙齿叩诊之用。

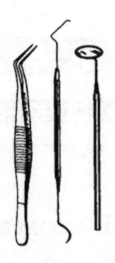

图 3-1　口腔检查常用器械

2.镊子

口腔科专用镊子呈反角形,其尖端密合,可用以夹持敷料、药物;夹除腐败组织和异物;夹持牙齿检查牙齿的松动度;其柄端可做叩诊牙齿之用。

3.探针

两端尖锐,烈头呈不同形式的弯曲,可用于检查牙齿各面龋洞、缺损、裂隙及敏感部位;探测牙周袋的深度和龈下牙石的有无;检查充填物及修复体与牙体的密合程度;检查皮肤或黏膜的感觉功能。

另外,还有一种牙科小挖匙两端呈弯角,头部呈匙状,用以挖除龋洞内异物及腐质。以便观察龋洞的深浅。

二、检查方法

(一)基本检查方法

1.问诊

问诊是诊断口腔疾病最重要的依据,应询问患者就诊的主要原因及疾病的发展过程。特别应深入追问与鉴别诊断有关问题,既要全面又要突出重点。医师在问诊时应态度亲切,条理清楚,不能有暗示或诱导。问诊内容一般包括主诉、现病史、既往史和家族史。

(1)主诉:是患者最迫切要求解决的痛苦问题,也是患者就诊的主要原因。应问清患者最主要的症状、部位和患病时间。

(2)现病史:指疾病的发生、发展、演变过程。绝大多数口腔科患者就诊的主要原因为牙痛。①在问诊时应围绕疼痛情况仔细询问:疼痛的时间是发生在白天或夜间;发作后可持续一段时间、立即消失或持续不停。②疼痛发作的诱因:疼痛是在外界刺激下引起的或不因外界刺激而发生。刺激因素可以是冷、热、酸、甜等多种刺激。③疼痛的程度和性质:呈剧烈刺痛,锐痛、跳痛或轻微钝痛。④疼痛的部位:能明确指出疼痛具体部位或疼痛放射到同侧面部而不能定位。⑤疼痛演变过程:疼痛是初发还是反复发作,呈加重或减轻等情况,经过哪些检查和治疗,检查结果和治疗效果如何。此外还应注意到疼痛与全身疾病的关系。

(3)既往史:主要了解与现在疾病的诊断与治疗有关的既往情况;过去患过的重要疾病以及有无药物过敏史。

(4)家族史:了解患者家庭成员的健康状况,是否有人患过类似疾病。

2.视诊(望诊)

视诊可根据患者的主诉及病史,分别对可疑病变部位进行重点检查。观察患者的表情和神态,发育与体质。观察颌面部两侧是否对称、有无肿胀和畸形、创伤、皮瘘、瘢痕、颜色改变等。检查面神经功能如皱额、闭眼、鼓腮、吹哨等有无障碍,鼻唇沟是否消失。口腔应观察牙齿的形态、数目、排列和咬合情况等;牙龈及牙周组织应注意其形态、颜色、质地的变化,是否有牙周袋形成,各牙面牙周袋深度,牙周袋内分泌物情况;口腔黏膜应注意其色泽是否正常,上皮覆盖是否完整,有无肿胀或肿块;还应注意舌的颜色、形态和运动情况及涎腺有无肿胀、导管口有无异常分泌物等。

3.探诊

探诊是指利用探针检查和确定病变的部位、范围和组织反应情况。常用探针对牙体和牙周进行探查。探查龋洞部位、深浅,有无探痛及牙髓是否暴露。探查过敏牙面、充填物边缘密合度和有无继发龋;还可探查牙周袋深度、龈下牙石情况和瘘管的方向等情况。

4.叩诊

叩诊是指用口镜柄或镊子柄垂直或从侧方叩击牙冠部,用以检查是否存在根尖周或牙周病变。垂直叩诊主要检查根尖区病变,如有病变,则出现叩痛。侧方叩诊是检查牙周膜某一侧的病变。叩诊时,不要用力过猛,先轻叩正常牙,后叩病牙。对急性尖周炎患牙,轻叩就有反应,应避免重叩,以免增加患者不必要的痛苦。

5.嗅诊

局部病变组织可有特殊气味,嗅诊可有助于疾病的诊断。如牙髓坏疽和坏死性牙龈炎等均有特殊腐败臭味。牙周溢脓和多发性龋病有口臭。另外一些全身性疾病患者,口腔也有特殊气味。

6.触诊(扣诊)

触诊是指医师用手指或器械在病变部位做触摸或按压,以探查病变的范围、大小、形态、硬度、活动度以及波动感、有无压痛等。多用于牙周病、黏膜病以及炎症、肿瘤和外伤等疾病的检查。对于舌和口底检查,还要用双指双合诊和双手口内外双合诊。

检查颌下、颏下淋巴结时,患者头部宜稍低下,使颌下及颏下区组织松弛,检查者一手抚患者头部,另一手扪触淋巴结。检查时应注意淋巴结大小、数目、硬度、压痛及活动度。正常淋巴结部位浅表、质软。口腔颌面部炎症时,相关部位的淋巴结出现肿大和压痛,但无质地变化,有活动度。当肿瘤转移时,淋巴结肿大,质地变硬,固定无活动度,无触痛。

触诊可用于检查颞下颌关节运动情况,医师用双手示指及中指的腹面置患者耳屏前方,嘱患者做下颌各种运动,以了解髁突运动情况及关节有无弹响、杂音。也可用两小手指伸入外耳道内,指腹向前,嘱患者做下颌各种运动,以了解髁突的活动及冲击感,协助关节疾病的诊断。

7.松动度检查

检查牙齿松动度,前牙可用镊子夹持牙冠的唇、舌面,后牙将镊子合拢置于牙齿𬌗面,摇动镊子,观察牙齿松动情况。按牙齿松动程度的轻重可分为Ⅰ度、Ⅱ度、Ⅲ度。

(1)Ⅰ度松动:牙齿向唇(颊)舌侧方向活动幅度在 1 mm 以内,或仅有唇(颊)舌方向活动。

(2)Ⅱ度松动:牙齿向唇(颊)舌侧方向活动幅度为 1~2 mm,或牙齿在唇(颊)舌向和近远中向均有活动。

(3)Ⅲ度松动:牙齿唇(颊)舌侧方向松动幅度在 2 mm 以上,或牙齿在唇(颊)舌向、近远中向和垂直向均有活动。

8.咬诊

由于牙排列不齐或牙的形态异常,咀嚼时有过早接触,容易造成𬌗创伤。常用咬诊的方法来观察牙齿有无松动或创伤,发现早接触现象,观察牙周组织或根尖组织有无病变。咬诊有空咬法和咬实物法两种方法:空咬法嘱患者直接咬紧上下牙齿并做各种咬合运动。咬实物法嘱患者咬棉卷或棉签,观察牙齿有无疼痛及松动移位。还可咬脱蓝纸或蜡片确定早接触部位。咬诊可用于牙列排列紊乱、牙周炎及牙体修复后检查。

9.牙髓活力检查

利用温度或电流刺激检查牙髓反应,判断牙髓组织是否有病变及牙髓活力情况。正常牙髓对温度变化和电流刺激有一定的耐受性。当牙髓存在病变时,刺激阈就会发生变化。正常牙髓对温度的耐受范围在 $20\sim50$ ℃,如低于 10 ℃冷刺激和高于 60 ℃热刺激可引起牙髓反应。牙髓有炎症时,对温度刺激反应敏感,在正常范围内的温度也可以引起疼痛反应;而牙髓变性或坏死时,反应迟钝或消失。

温度诊可用冷试法或热试法。冷诊法可用冷水、乙醚、乙醇等棉球测试受检牙。测试时一定要先下颌牙、后上颌牙,先后牙、后前牙,先正常牙、后疑病牙。热诊法可用热水喷注患牙或用热牙胶置于受检牙上,注意先测正常的对侧同名牙或邻牙。

患者在接受牙髓活力温度测验后可有不同的反应,它们对判断牙髓的状态有重要的参考价值。①无反应,提示牙髓已坏死。②出现短暂的轻度或中度的不适或疼痛,表示牙髓正常。③产生疼痛但刺激源去除后疼痛即刻消失,表明可复性牙髓炎或深龋的存在。④疼痛反应在去除刺激源后仍然持续一定时间,表示牙髓存在不可复性炎症。一般情况下,急性牙髓炎表现为快速而剧烈的疼痛;慢性牙髓炎则表现为迟缓且不严重的疼痛。此外,有时冷刺激可缓解急性化脓性牙髓炎的疼痛反应。

电流检查是用牙髓电测器检查牙髓神经末梢对电流刺激的反应,有助于判断牙髓活力情况。测试时,先将牙面擦干,严格隔离唾液,将牙膏涂于活力探头上,然后放置在被测牙面上,将活力计电位从"0"开始逐渐加大到牙有刺激感时,让患者举手示意,记下测试器数值,作为诊断的参考。由于牙髓反应常因人而异,牙髓活力测验器因生产的厂家不同而异,检查时可以将患者正常的对侧同名牙所测数据作为参考。

(二)辅助检查法

1.X 线检查

X 线检查是指通过拍摄口内片(牙片)、口外片、口腔曲面体层摄影检查(全景 X 线片)、口腔颌面部电子计算体层摄影(CT)检查、磁共振成像(MRI)检查及造影等,可了解牙体、牙周、关节、颌骨以及涎腺等疾病的病变部位、范围和程度,为口腔颌面部检查中的重要手段之一。主要可用于:隐匿性龋、邻面龋、龈下龋、继发龋等在临床上难以发现的龋齿;牙髓病和根尖周病牙髓腔、根尖形态、根尖周破坏情况;牙周病牙槽骨吸收破坏程度与类型;阻生牙、先天性缺牙、牙萌出状态、颌骨炎症和肿瘤等口腔颌面外科疾病;根管治疗过程中根管预备情况、根管充填情况、治疗后根尖周愈合情况等治疗过程中监测。

2.局部麻醉检查法

对于放散性疼痛,难以确定其部位时,可用2%利多卡因或普鲁卡因局部麻醉以便定位。如牙髓炎时,患牙难以定位,易将上下颌牙误指,可用局部麻醉检查法选择三叉神经分支进行阻滞麻醉,以确定患牙在上颌还是下颌。三叉神经痛难以判定支别时,也可采用此法来定位。

3.穿刺检查

对触诊有波动感或囊性肿物,用注射器穿刺抽吸内容物,用以肿块内容物的检查,以鉴别其为脓液、囊液或血液。并可做涂片检查有无胆固醇结晶体、癌细胞等。

4.活体组织检查

对口腔颌面部可疑病变无法确诊者,可采用活体组织检查。钳取或切取小块病变组织,有时也可做针吸活组织,做病理切片检查,可确定病变的性质、类型及分化程度。临床上主要用于口腔肿瘤、口腔黏膜疾病、梅毒及结核等特殊感染的诊断。

5.其他

其他可根据病情需要选择各种检查方法。如实验室各种检查、超声波检查、同位素检查等。

第二节 超 声 检 查

一、超声检查技术原理

超声检查是应用高频声波作为成像能量源的检查方法,用于医学诊断的超声波频率多在2~10 MHz之间。当电压施加于换能器中的压电晶体时,压电晶体产生超声波,传入人体组织的超声波在遇到组织中的声学界面时发生反射形成回声,回声被换能器拾取,转换为电信号并放大,显示为声像图。超声检查在口腔颌面部的应用得益于高频换能器的出现,口腔颌面部组织位置表浅,适于使用高频换能器,如5～7.5 MHz换能器。

二、检查方法

(一)唾液腺检查

唾液腺检查患者仰卧,充分暴露受检区,直接扫查,分别做纵、横切面检查。

(二)颈部淋巴结检查

颈部淋巴结检查取仰卧位,充分暴露颈部,直接扫查。可以对称部位作为对照,应进行纵、横等多切面检查,取淋巴结最大长径,测量同一切面的最大长径及横径,观察淋巴结的部位、形态、包膜、内部回声及与周围组织的关系。

三、唾液腺正常声像图

腮腺无明显包膜,边界不清楚,腺体回声均匀、细密,较周围组织稍高。横切面可见浅叶及部分深叶腺体,并可见下颌升支的线条状强回声。

第三节 X 线 检 查

X线平片为口腔颌面医学影像学检查最常用的检查方法,影像空间分辨率高,包括口内片和口外片两种:根尖片、咬合翼片、咬合片等胶片置于口内的投照方法称为口内片;胶片置于口外的投照方法称为口外片,如第三磨牙口外片、下颌骨侧位片、下颌骨后前位片、下颌骨升支切线位片、鼻颏位片、颧骨后前位片、颧弓位片、颅底位片、颞下颌关节侧斜位片、髁突经咽侧位片、X线头影测量片等。口腔颌面部解剖结构复杂,形态不规则,投照方法特殊,因此,需要借助头面部一些体表标志和定位标志线。常用的定位标志线包括以下几种。①听眶线:外耳孔与同侧眶下缘的连线。②听眦线:外耳孔与同侧眼外眦的连线③听鼻线:外耳孔与同侧鼻翼下缘的连线。④听口线:外耳孔与同侧口角的连线。⑤听眉线:外耳孔与眉尖的连线。

一、根尖片

根尖片检查是牙及牙周组织疾病诊断中最常用的检查方法,是检查牙形态、髓腔、根管、根尖周及牙槽骨状况等的可靠方法,根尖片的投照方法分为分角线法及平行投照法两种。

(一)持片器使用

持片器是保证根尖片投照质量的有效方法。使用持片器投照,胶片位置较稳定,使被检查牙位于胶片中心;可避免手指扶持胶片容易造成的上颌磨牙影像变形,如颊侧根变短、腭侧根变长;而且投照过程中口腔处于闭合状态,颌舌骨肌松弛,胶片易于就位,患者感觉较舒适;胶片边缘易于保持与磨牙咬合面平行;在持片器的辅助下,球管方向易于定位;在连续拍片时,持片器有助于保持投照重复性;持片器也有助于对患者的辐射防护。

(二)根尖片分角线投照技术

使用分角线技术投照时,X线中心线与被检查牙的长轴和胶片之间的分角线垂直,技术操作较简便。患者坐在椅子上呈直立姿势,头部应有稳定的头托支持,矢状面与地面垂直。投照上颌后牙时,听鼻线与地面平行;投照上颌前牙时,头稍低,使前牙的唇侧面与地面垂直;投照下颌后牙时,听口线与地面平行;投照下颌前牙时,头稍后仰,使前牙的唇侧面与地面垂直,胶片入射面贴于被检查牙的舌(腭)侧面。投照前牙时,胶片竖放,边缘要高出切缘约 7 mm;投照后牙时,胶片横放,边缘高出咬合面约 10 mm,以避免牙冠影像超出胶片。

牙排列不整齐、颌骨畸形时,可根据牙和胶片的位置改变中心线垂直角度。儿童或老年无牙患者上腭低平,口底较浅,中心线垂直角度应适当增加。使用数字成像设备时,因传感器或影像板难以与被检查牙贴合,也应当适当增加垂直角度。X线中心线向牙近、远中方向所倾斜的角度称为水平角度,中心线应与被检查牙邻面平行,以避免邻牙影像重叠。偏心投照法是中心线对准被检查牙,从其近中或远中投照,可辅助判断其颊舌向关系,或辅助观察某一牙根或根管的情况。

投照根尖片时,X线中心线需通过被检查牙根的中部,其在体表的位置如下:①投照上颌牙时,以外耳道口上缘至鼻尖连线为假想连线,X线中心线通过部位分别为:投照上中切牙通过鼻尖;投照上单侧中切牙及侧切牙时,通过鼻尖与投照侧鼻翼之连线的中点;投照上单尖牙时,通过投照侧鼻翼;投照上前磨牙及第一磨牙时,通过投照侧自瞳孔向下的垂直线与外耳道口上缘和鼻尖连线的交点,即颧骨前方;投照上第二磨牙和第三磨牙时,通过投照侧自外眦向下的垂线与外耳道口上缘和鼻尖连线的交点,即颧骨下缘。②在投照下颌牙时,X线中心线均在沿下颌骨下缘上 1 cm 的假想连线上,然后对准被检查牙的部位射入。

(三)根尖片平行投照技术

根尖片平行投照技术是使 X 线胶片与牙长轴平行,X 线中心线与牙长轴和胶片垂直,投照时采用长遮线筒,使射线近似平行。X 线图像可较真实地显示牙及牙周结构的形态和位置关系,影像失真较小。

(四)正常图像

牙由牙釉质、牙本质、牙骨质及牙髓构成,牙周组织包括牙周膜、牙槽骨和牙龈。牙釉质 X 线密度最高,呈帽状覆盖在冠部牙本质表面;牙本质构成牙主体,X 线影像密度较牙釉质稍低;牙骨质覆盖于牙根部牙本质表面,X 线影像无法与牙本质区别;牙髓腔显示为低密度影像;牙槽骨的 X 线密度比牙低。上颌牙槽骨骨小梁呈交织状,X 线片显示为颗粒状,下颌牙槽骨骨小梁呈网状结构,牙间骨小梁多呈水平方向排列;骨硬板围绕牙根,显示为均匀、连续的高密度线条状影像;牙周膜显示为包绕牙根的连续的低密度线条状影像。

二、咬合翼片

患者头的矢状面与地面垂直,投照切牙位时听鼻线与地面平行,投照磨牙位时咬合平面与地面平行,患者咬住翼片。中心线以 +8° 角通过切缘或咬合平面上方 0.5 cm 射入,X 线与被照牙邻面平行。咬合翼片投照角度小,影像失真小,多用于观察邻面龋、髓腔、牙槽嵴顶等。

三、上颌前部咬合片

头矢状面与地面垂直,听鼻线与地面平行。

四、上颌后部咬合片

患者位置同上颌前部咬合片,胶片尽量向后并向被检查侧放置,胶片长轴与头的矢状面平行,嘱患者轻轻咬住胶片。X 线中心线向足侧倾斜 60°,水平角度与被检查侧前磨牙邻面平行,对准被检查侧眶下孔的外侧射入。

五、下颌前部咬合片

患者矢状面与地面垂直,头部后仰,胶片与地面呈 55°,胶片置于上下颌牙之间,尽量向后放置,胶片长轴与头矢状面平行,并使胶片长轴中线位于两下中切牙之间,嘱患者轻轻咬住。X 线中心线以 0° 对准头矢状面,由颏部射入。

六、下颌横断咬合片

用于检查下颌下腺导管结石时,患者头矢状面与地面垂直,听鼻线与地面垂直,胶片放置与下颌前部咬合片相同,X线中心线对准头矢状面,经两侧下颌第一磨牙连线中点垂直胶片射入。用于检查一侧下颌骨时,将胶片向被检查侧平移,胶片外缘超出颌骨颊侧边缘约 1 cm,中心线平行于被检查部位牙长轴射入胶片中心。

七、第三磨牙口外片

口内片投照第三磨牙时,可能造成患者恶心、不适,尤其对于儿童患者较困难,可使用口外片投照。患者被检查侧靠片,下颌骨体长轴与暗盒平行,听鼻线与地面平行,矢状面与暗盒成45°～50°,暗盒下缘与下颌骨体下缘相平齐,暗盒与地面成75°。X线中心线以 0°对准对侧下颌角后方 1 cm 再向上 1 cm 处射入。

八、华特位(鼻颏位片)

患者面向暗盒,头正中矢状面与暗盒垂直,并与暗盒中线重合,头后仰,听眦线与胶片成 37°,鼻根对准暗盒中心。中心线经鼻根部垂直射入胶片中心,焦点胶片距离为 100 cm。

鼻颏位片主要用来观察鼻窦的情况。在上颌骨肿瘤、炎症及外伤时常用。两侧上颌窦对称显示于眼眶之下。呈倒置的三角形,颞骨岩部投影于上颌窦底的下方。

九、颧骨后前位片(铁氏位)

听眦线与暗盒呈 30°,下颌颏部紧靠暗盒中心下方 1 cm 处,中心线向足侧倾斜 10°～15°。对准头顶部射入暗盒中心处,其他条件同鼻颏位片。鼻腔外下呈倒置三角形低密度影像为上颌窦。上颌窦外下壁与喙突间的间隙为颌间间隙。

十、颅底位片(颏顶位)

患者正中矢状面与暗盒垂直并与暗盒中线重合,听眶线与暗盒平行。暗盒上缘超出前额部 5 cm,下缘超出枕外隆凸。中心线经两侧下颌角连线中点垂直射入胶片中心,焦点胶片距离为100 cm。可显示颅底轴位影像,颞骨岩部呈八字形显示于颅中窝处,位于枕骨大孔前外方。其内显示内耳道;颞骨岩锥前外依次可见破裂孔、卵圆孔和棘孔。枢锥齿突影像位于枕骨大孔内,双侧颧弓可同时显示。

十一、颧弓位片

患者位置与颅底位相同,头部后仰,使听鼻线与暗盒短轴平行,颧骨置于胶片中心,中心线对准颧弓中点,与暗盒垂直射入胶片中心。焦点胶片距离为100 cm。可清楚显示颧骨、颧弓的影像。

十二、下颌骨侧位片

临床上根据矢状面与暗盒的角度和中心线入射点不同可分为下颌骨升支侧位片、下颌骨体侧位片和下颌骨尖牙位片。投照下颌骨体侧位时,被检查侧靠片,下颌体长轴与暗盒平行,暗盒与地面呈65°~70°。中心线以0°角对准对侧下颌角下方1 cm处射入,焦点胶片距离为40 cm。下颌骨升支侧位片可清楚地显示下颌骨升支、髁突及部分磨牙区,下颌骨体侧位可清楚地显示下颌骨体磨牙区,下颌骨尖牙位则以观察下颌骨尖牙区最为满意。

十三、下颌骨后前位片

患者正中矢状面对暗盒中线,并与暗盒垂直。上唇置于暗盒中心,中心线对准上唇,与暗盒垂直。焦点胶片距离为100 cm。可显示上下颌骨后前位影像,常用于双侧对比观察下颌升支各部病变。

十四、下颌骨开口后前位片

患者正中矢状面对暗盒中线,并与暗盒垂直。听眦线与暗盒垂直,鼻根部放于暗盒中心,嘱患者尽量张大口。X线中心线向头侧倾斜25°,通过鼻根部射入暗盒中心。焦点胶片距离为100 cm。此片可使髁突影像避开重叠,显示较清晰,常用于观察双侧髁突内外径向的病变。

十五、下颌骨升支切线位片

患者面向胶片,被检查侧下颌升支位于胶片中心,暗盒上缘包括髁突。被检查侧升支颊侧骨板与暗盒垂直,中心线对准被检查侧下颌升支后缘中部,与暗盒垂直射入胶片中心。此片可显示一侧下颌升支后前切线位的影像,下颌升支外侧密质骨板呈直线致密而整齐的影像。

十六、颞下颌关节侧斜位片(许勒位-颞下颌关节经颅侧斜位)

可使用颞下颌关节摄影定位架拍摄两侧开、闭口位片,共四张同摄于一张胶片上,以便于两侧对比读片。目前多拍摄双侧关节正中咬合位片。受检查侧靠片,将定位架耳塞放进外耳道内,头矢状面与暗盒平行,听眶线与听鼻线之分角线与地面平行,中心线向足侧倾斜25°,对准对侧的外耳道口上方5 cm处射入。

许勒位可显示颞下颌关节外侧 1/3 侧斜位影像,可以显示关节窝、关节结节、髁突及关节间隙。两侧颞下颌关节形态对称。成人髁突有连续不断的、整齐、致密的薄层密质骨边缘。髁突运动正常时,在开口时一般应位于关节结节顶点后方 5 mm 至关节结节顶点前方 10 mm。正常成人颞下颌关节上间隙最宽,后间隙次之,前间隙最窄,两侧关节间隙对称。关节结节一般为弧形突起,曲线圆滑。关节窝底亦有密质骨边缘与关节结节相连续。

十七、髁突经咽侧位片

此摄影方法可避免髁突与颅骨影像重叠,常规将两侧髁突同摄于一张胶片上。暗盒与地面垂直,患者受检查侧靠片。髁突位于胶片中心,头矢状面与胶片平行;听鼻线和地面平行。投照时患者半张口。X 线中心线向头侧、枕侧各倾斜 5°射入,用近距离投照。X 线球管窗口贴于对侧乙状切迹处。此片可清楚地显示髁突前后斜侧位影像。正常髁突表面圆滑,有一薄层均匀、连续、致密的密质骨边缘。

十八、X 线头影测量片

放射检查应用于口腔正畸的诊断早在 1900 年就已由 A-Price 提出,X 线头影测量溯源于人类学颅骨测量研究,1931 年,Broadbent-Bolton 头颅固位装置的出现,保证了 X 线-患者-胶片位置关系的可重复性,实现了头颅侧位的标准化投照,使口腔颌面部结构的准确测量和对照研究成为可能。X 线头影测量术对于分析颅-颌-面部生长发育、错颌畸形的诊断、治疗设计、追踪观察和疗效评价是非常重要的,定位头颅后前位可显示冠状位影像信息,有助于观察颅-颌-面部结构的对称性。目前 X 线头影测量术已成为口腔正畸、正颌外科等临床工作中不可或缺的检查方法。

投照 X 线头影测量片的设备包括 X 线源、头颅固位装置、胶片暗盒和持片架,目前许多曲面体层机带有头颅固位装置,可投照头影测量片。

将头颅定位装置两侧耳塞放进患者外耳道口内,头矢状面与地面垂直,并与暗盒平行,听眶线与地面平行。患者轻轻咬在正中颌位。X 线垂直于患者头矢状面投照。投照正位时,患者体位与投照侧位完全相同,只是将头颅定位装置转动 90°,患者面向暗盒。

第四节　CT　检　查

CT 是计算机体层摄影的简称。英国工程师 Hounsfield 于 1971 年 9 月,研制出世界上第一台 CT 机,1972 年,分别在英国放射学年会和北美放射学年会上宣布了 CT 的诞生。1979 年,Houndsfield 和解决了 CT 图像重建数学方法的 Cormack 获得了诺贝尔医学生理学奖。CT 的密度分辨力高,可以分辨人体组织微小的密度差别;可准确地测量病变的大小,观察病变与周围组织结构的关系;可在 CT 引导下进行穿刺活检和介入性治疗;可辅助制订放疗计划、评价治疗效果;可进行各种定量计算;通过注入造影剂的增强扫描,可了解被检查组织的血液供应情况、病变与血管的关系;可通过三维成像技术重建人体解剖结构的三维图像。

一、CT 的基本结构和成像原理

(一)CT 基本结构

CT 的硬件结构包括:数据采集系统和图像处理系统,数据采集系统有扫描机架、X 线球管、发生器、准直器、探测器、对数放大器、模数转换器、接口电路等。

图像处理系统包括:计算机、阵列处理机、存储设备、数模转换器、图像显示器、接口电路等。

扫描机架分为转动部分和固定部分:转动部分包括 X 线球管及其冷却系统、准直器、探测器、高压发生器等;固定部分包括扫描机架和驱动系统等。X 线球管为大功率旋转阳极 X 线球管。管电流 $100\sim600$ mA,球管热容量 $3\sim7$ MHu。CT 扫描时穿过人体的 X 线和电信号之间的能量转换是由探测器完成的,分为固体探测器和气体探测器两种。固体探测器为半导体探测器,由稀土陶瓷闪烁体吸收 X 线后发出的光信号直接耦合到光电管,放大后传送到测量电路,A/D 转换输入计算机。

(二)CT 基本原理

CT 通过人体各种组织对 X 线具有不同衰减系数的特征,测得人体某一层面在各方向上的吸收曲线,经数学方法重建成为图像。X 线穿过任何物质时,其能量与物质的原子相互作用而减弱,减弱的程度与物质厚度及吸收系数有关。

为了简化计算,可设定人体组织是由大量不同等密度单元体组成的,计算出每个单元体的衰减系数,就可以重建出 CT 图像。

(三)CT 值

为了便于定量表示,Hounsfield 定义了一个衰减系数的标度,将物体对水的相对吸收值定义为 CT 值,后人命名为 Hounsfield 单位(HU)。水的 CT 值为 0,空气的 CT 值为 $-1\,000$,皮质骨的 CT 值为 $2\,000$。

(四)螺旋 CT

螺旋 CT 是指在扫描过程中 X 线管连续旋转并产生 X 线束,同时扫描床在纵轴方向连续移动,扫描区域 X 线束运行的轨迹呈螺旋状。螺旋扫描是通过滑环技术与扫描床连续移动相结合而实现的,滑环装置由一个连续移动的转子和一个供电系统组成,滑环装在固定部分,电刷装在移动部分,电刷沿滑环移动,供电系统经滑环和电刷向 X 线管供电。螺旋扫描 X 线管连续旋转,扫描时间缩短;所获得的投影数据是沿纵轴的连续数据,可提取任意层面的投影数据进行重建;并可提高三维重建和多平面重建的图像质量。

二、口腔颌面部 CT 检查

(一)常规 CT

1.横断位

患者仰卧,听眦线垂直于检查床,做侧位定位像。在定位像上设定扫描平面平行于硬腭,扫描范围从颅底至舌骨。层厚 5～8 mm。FOV 14～18 cm,矩阵 320×320,窗宽/窗位软组织窗为 250～400 Hu/30～50 Hu;骨窗为 1 500～2 500 Hu/150～250 Hu。

2.冠状位

患者俯卧或仰卧,头过伸,做侧位定位像。在定位像上设定扫描平面与硬腭垂直,扫描范围从颈椎前缘至下颌颏部。层厚 5～8 mm。FOV 14～18 cm,矩阵 512×512。

3.正常图像

(1)横断面:经颅底平面扫描可见颅中窝底的卵圆孔、破裂孔,后方可见枕骨基底部及两侧颞骨岩部,前方可显示筛窦和蝶窦。在颧弓和颅中窝外侧壁之间可见颞肌影像。经上颌窦上部平面扫描可清楚地显示上颌窦腔和窦壁,鼻腔,翼内、外板、翼腭窝、翼外肌、髁突和颞下窝等。经上颌窦中部平面扫描可显示鼻咽腔、下颌升支、咬肌、茎突、乳突及腮腺等。经上颌窦底部扫描时,可显示上颌窦底部、腮腺、翼内肌、咬肌、咽旁间隙及咽腔等结构。横断面平扫后三维重建图像则可根据需要显示口腔颌面部解剖结构或病变的立体图像。

(2)冠状面:经鼻咽腔平面行冠状位扫描时可显示颅中窝底部、蝶窦、茎突、下颌角、咽缩肌、翼内肌、腮腺、咽旁间隙等;经上颌窦后部冠状面扫描时,可见上颌窦、鼻腔、鼻甲、后组筛窦、眶后间隙及颞肌等结构;经上颌窦中部冠状面扫描时,可见清晰的上颌窦及其诸骨壁、眶后间隙、眶下裂、筛窦、口咽部及上、下牙槽突等结构。

(二)唾液腺 CT 检查

1.腮腺 CT 检查

(1)横断位:患者仰卧,以眼眶耳线为基线,自此线平行向下扫描至下颌角。层厚5～8 mm。FOV 18～20 cm,矩阵 512×512。软组织窗成像,窗宽/窗位 250～400 Hu/30～50 Hu。

(2)冠状位:患者俯卧或仰卧,头过伸,做侧位定位像。在定位像上设定扫描平面垂直于眼眶下壁与外耳道上缘连线,或平行于下颌支后缘。扫描范围从乳突尖至下颌支前缘前方1 cm,层厚5～8 mm,FOV 16～18 cm,矩阵 512×512。

(3)正常图像:在相当于下颌升支内侧下颌小舌的平面上,显示腮腺形态较完整,呈近似三角形并向外突出,腮腺由颈深筋膜浅层所覆盖,浅叶向前延伸于咬肌表面,向后与胸锁乳突肌及二腹肌后腹相邻。深叶向内延伸至下颌升支内侧,与咽旁间隙相邻,前界为翼内肌,后界为茎突及其所附着的肌肉。颈外动脉和下颌后静脉在升支后方穿越腮腺,颈内动静脉位于腺体和茎突内侧。

2.下颌下腺 CT 检查

(1)横断位:患者仰卧,听眦线垂直于检查床,做侧位定位像,在定位像上设定扫描平面平行于硬腭,扫描范围从硬腭至甲状切迹下 2 cm。层厚 5 mm。FOV 13～16 cm,矩阵 512×512。用软组织窗成像,窗宽/窗位 250～400 Hu/30～50 Hu。

(2)冠状位:患者俯卧或仰卧,头过伸,做侧位定位像。在定位像上设定扫描平面垂直于硬腭,扫描范围从颈椎前缘至下颌颏部。层厚 5 mm。FOV 13～16 cm,矩阵 512×512。

(3)正常图像:在横断面 CT 图像上,下颌下腺显示为圆形,位于下颌角的下前方,腺体大部分位于下颌舌骨肌的下面或浅面。下颌下腺后面与腮腺由筋膜分隔。下颌下腺密度一般高于腮腺。

(三)颞下颌关节 CT 检查

1.检查方法

颞下颌关节检查方法包括横断面、冠状面平扫,横断面平扫后冠状面、矢状面和三维图像重建,直接矢状面平扫及关节造影 CT 扫描等多种方法。随着CT 设备的迅速更新,多层螺旋 CT 的不断普及,目前对颞下颌关节的 CT 检查主要是经横断面扫描后进行关节矢状面、冠状面及三维图像检查,已无必要进行直接矢状面和冠状面扫描,其扫描范围应包括全部关节。由于进行关节 CT检查的目的,除对关节骨关节病进行诊断外,更重要的是明确或排除关节及关节周围结构的占位性病变。因此,在进行鉴别诊断需要排除面深部占位性病变时,其扫描范围应自颅底至下颌下缘 1 cm。横断面平扫最好进行连续薄层扫描,以保证重建图像的质量。在疑有关节或周围组织占位性病变时,应进行增强扫描。

近几年来,由于口腔专用锥形束 CT 的问世,其以低放射剂量、相对低廉的检查价格和灵活便利的后处理软件功能,使其在颞下颌关节疾病的检查和诊断中发挥越来越重要的作用。

2.正常图像

正常颞关节横断面、冠状面、矢状面均以过关节中部平面显示关节结构最为完整,可见关节骨性结构表面光滑,密质骨板厚度均匀、完整。关节造影后 CT扫描经关节矢状位、冠状位中间层面图像特点与关节造影侧位体层片及前后位体层片大致相同。但由于关节造影 CT 检查可同时提供多个层面的图像。从而更有利于病变分析,图像质量亦明显优于关节造影体层片。

第五节 MRI 检查

MRI 是利用磁共振理论,在现代计算机技术、微电子技术和超导技术的基础上实现的医学影像学检查技术,在口腔颌面部疾病诊断中已得到广泛应用,成为口腔颌面部医学影像学诊断中不可或缺的检查方法。1946 年,哈佛大学的Purcell 和斯坦福大学的 Bloch 首次发现物质的核磁共振现象,二人因此获得1952 年诺贝尔物理学奖。美国纽约州立大学的 Damadian 于 1971 年发现肿瘤组织的氢原子具有特殊的弛豫时间常数。1973年,英国学者 Paul Lauterbur 获得了第一幅二维磁共振图像。2003年,Lauterbur和英国科学家 Peter Mansfield 获得诺贝尔生理医学奖。20世纪80年代,磁共振技术开始应用于临床诊断。

MRI 的主要优点是以射频脉冲作为成像能量源,对人体没有辐射损害;软组织分辨力好;便于进行轴位、冠状位、矢状位及任意方位的层面成像;可进行多参数成像,显示被检查组织的 T_1、T_2 质子密度等信号对比;可观察被检查组织的功能、组织化学、生物化学等非形态学改变。

一、口腔颌面部常规检查

选用头部专用线圈,患者仰卧,听眶线与床面垂直。矢状定位光标位于面部中线,轴位扫描线应和听眶线平行;冠状位扫描线应和听眶线垂直。扫描的中心位置确定应视临床检查和病变的具体情况而定。轴位检查的范围一般在蝶鞍至环状软骨的区域之间,冠状位的检查范围一般在上颌窦前壁至颞骨乳突的区域之间,必要时也可适当扩大检查范围。

二、唾液腺

(一)腮腺检查

腮腺检查时使用头部线圈,患者仰卧,轴位扫描线和听眶线平行,冠状位扫描线和听眶线垂直,扫描的中心位置确定应视临床检查和病变的具体情况而定。以矢状像做定位像,常规检查采用冠状位和横断位扫描。唾液腺轴位的检查范围一般在舌骨下缘至蝶鞍之间。唾液腺冠状位的检查范围一般在上颌窦前壁至颞骨乳突之间。必要时也可适当扩大检查范围。增强用法可用于唾液腺肿瘤的检查。

(二)下颌下腺检查

下颌下腺检查时使用头部线圈或前颈线圈。患者仰卧,线圈绕患者颈部或置于颈前,下颌下区和口底置于线圈中心。纵行定位线居中,水平定位线通过双侧下颌角。以矢状像为定位像,常规扫描采用冠状位和横断位。

(三)磁共振唾液腺造影

静态液体具有长 T_2 弛豫时间的特性,在重 T_2 加权序列上,静态液体(如唾液)呈高信号,而实质器官和快速流动的液体(如血液)表现为低信号。磁共振水成像技术已开始应用于胰胆管成像、泌尿系统成像、椎管成像等,磁共振唾液腺造影是利用水成像技术显示唾液腺导管系统影像,不需要注射造影剂,适用于唾液腺造影插管困难的患者,但目前空间分辨率较差。

(四)颞下颌关节磁共振检查

1.检查技术

进行颞下颌关节磁共振检查最好使用专用的表面接收线圈。无专用表面线圈时,也可使用头线圈,但其图像质量远不如应用表面线圈者。一般对颞下颌关节检查,均应获取闭、开口矢状位(或斜状位)、闭口冠状位(或斜冠状位)T_1及T_2图像,如有需要,最好同时获取质子密度图像,其在显示关节盘形态方面往往优于T_1及T_2图像。此外,Gd-DTPA增强磁共振扫描图像可更清楚地显示关节盘双板区的炎性病变。

2.正常图像

(1)颞下颌关节矢状位(或斜矢状位)正常图像:一般以经关节中间层面显示关节结构最为清晰、完整。关节盘本体部呈低信号影像,关节盘双板区呈中等信号影像,关节盘本体部与关节盘双板区之间有清楚的分界,闭口位时可见关节盘位于关节结节后斜面与髁突前斜面之间,髁顶部与关节盘后带相对应。关节盘相对髁顶部的前后关系不同个体之间可稍有差异,但一般盘分界线角(关节盘后带与双板区之间的分界线与髁突十二点位垂线之间的夹角)在±10°之内。开口矢状位(或斜矢状位)图像可见关节盘本体部前、中、后三带显示更为清晰,双板区被拉伸变长,关节盘中带与髁顶部相对应。髁突、关节窝及关节结节密质骨板均为低信号影像,而髁突及关节结节内骨髓则显示为高信号。此外,于髁突前方尚可见翼外肌上、下头影像。

(2)颞下颌关节闭口冠状位(或斜冠状位)正常图像:可显示髁突与关节盘内-外径向的影像,一般亦以经过关节中间层面的冠状面或斜冠状面显示关节结构最为清晰、完整。关节盘内外端分别附于髁突内、外极上,一般中间及内侧关节盘较厚,而外侧较薄。

第四章

口腔疾病的常用药物

第一节 抗 菌 药

一、抗生素

(一)青霉素类

青霉素类抗生素均含有 6-氨基青霉烷酸(6-APA)母核,具有共同的抗菌作用机制即影响细菌细胞壁合成,为繁殖期杀菌药。对人体毒性小,但可致变态反应。各品种之间有交叉变态反应,使用前均需做皮肤过敏试验。

根据其抗菌谱及抗菌作用特点,可分成以下 5 类。①天然青霉素:有青霉素 G、青霉素 V 等。主要作用于革兰阳性菌及某些革兰阴性球菌和螺旋体。以青霉素 G 为临床最常用。②耐酶青霉素:有甲氧西林、萘夫西林、苯唑西林、氯唑西林、双氯西林、氟氯西林等。本类青霉素的特点是耐青霉素酶,主要用于耐青霉素葡萄球菌感染的治疗。除甲氧西林外,其他品种均耐酸,口服吸收,可口服或注射给药。临床公认本组中最好的品种为氯唑西林。③广谱青霉素:有氨苄西林、阿莫西林、依匹西林、海池西林、美坦西林、匹氨西林等。对革兰阳性及革兰阴性菌均有杀菌作用,耐酸可口服,但不耐酶。临床应用的品种主要是氨苄西林及阿莫西林。④抗铜绿假单胞菌广谱青霉素:有羧苄西林、磺苄西林、替卡西林、阿洛西林、美洛西林、呋布西林、哌拉西林、阿帕西林。此类青霉素抗菌谱与氨苄西林相似,其特点是对铜绿假单胞菌有良好抗菌活性。代表性品种为哌拉西林。⑤抗革兰阴性杆菌青霉素:有美西林、匹美西林、替莫西林等。为窄谱抗生素,主要对肠杆菌科细菌有较好抗菌活性。美西林与其他 β-内酰胺类合用常有协同作用。

1.青霉素

青霉素 G 由青霉等培养液中分离而得,临床常用其钾盐或钠盐。

(1)药理作用:本品不耐酸,口服吸收差。肌内注射吸收好,半小时后血药浓度达到峰值,2～4 小时胆汁浓度达峰值。广泛分布于组织、体液中,易透入炎症组织,难透入眼、骨组织,无血供区,脓肿腔及脑脊液中。血浆蛋白结合率为 45%～65%,半衰期约为 30 分钟,主要经肾排泄。本品对生长繁殖期的细菌有较强杀灭作用。对多数革兰阳性球菌(链球菌、肺炎链球菌、敏感葡萄球菌)、革兰阴性球菌(脑膜炎奈瑟菌、淋奈瑟菌)有强大抗菌活性;对某些革兰阴性杆菌(白喉杆菌)、各种螺旋体、放线菌、梭状芽孢杆菌属等亦有较好的抗菌效果。

(2)临床应用:青霉素 G 是多种感染治疗的首选抗生素。①肺炎链球菌性感染引起的肺炎、脓胸、脑膜炎等。②A 群或 B 群溶血性链球菌所致的各种感染,如咽炎、猩红热、蜂窝织炎、化脓性关节炎、肺炎、心内膜炎、败血症等。③敏感葡萄球菌所致感染,如化脓性脑膜炎。④淋奈瑟菌及梅毒螺旋体感染所致的淋病、梅毒。⑤革兰阳性杆菌感染所致的破伤风、白喉、炭疽治疗时须与抗毒素并用。肌内注射:成人每日量为 80 万～320 万单位,可分 3～4 次给药;儿童每日量为每千克体重 3 万～5 万单位,可分 2～4 次给药。静脉滴注:成人每日为 200 万～2 000 万单位,分 2～4 次给药;儿童每日量为每千克体重 20 万～40 万单位,分 4～6 次加入至少量葡萄糖液(50～100 mL)做间歇快速滴注,0.5～1 小时内滴注完毕。

(3)不良反应:①变态反应发生率较高,可引起严重的过敏性休克;②毒性反应,肌内注射部位可发生周围神经炎,肌内注射和全身大剂量应用引起肌肉痉挛、抽搐、昏迷等;③赫氏反应指治疗梅毒时可出现症状加剧现象,表现为全身不适、寒战、发热、咽痛、肌肉痛、心跳加速等;④二重感染,治疗期间可出现耐药金黄色葡萄球菌、革兰阴性杆菌或白色假丝酵母菌(念珠菌)感染。

(4)注意事项:①用药前必须做过敏试验,过敏者禁用;②与其他 β-内酰胺类抗生素可能发生交叉变态反应;③本品可经乳汁使婴儿过敏,哺乳期妇女慎用。

(5)制剂规格:注射用青霉素钠:0.24 g(40 万单位)/瓶,0.48 g(80 万单位)/瓶,0.6 g(100 万单位)/瓶;注射用青霉素钾:0.25 g(40 万单位)/支。

2.苯唑西林钠

苯唑西林钠为半合成的异唑类青霉素。

(1)药理作用:耐酸、耐青霉素酶,口服自胃肠道迅速吸收,0.5～1 小时血药浓度达峰值。肌内注射后 30 分钟血浓度达峰值,有效浓度可维持 6 小时,血浆蛋白结合率可高达93％,主要在肝内灭活,半衰期为0.4小时。本品体内分布广,难透过血-脑屏障。口服和肌内注射给药后,30％～40％由肾排泄,亦可经胆汁排出。本品对耐青霉素葡萄球菌有较强抗菌活性。

(2)临床应用:主要用于耐青霉素葡萄球菌所致的各种感染,也可用于化脓性链球菌或肺炎链球菌与葡萄球菌所致的混合感染。口服:成人每日量为2～6 g,儿童每日量为50～100 mg/kg,均分4～6次空腹给药。肌内注射:1次1 g,每日3～4次。口服、肌内注射均较少用。静脉滴注:1次1～2 g,必要时加至3 g,溶于100 mL输液内0.5～1小时滴完,每日3～4次;儿童每日量为5～10 mg/kg,分次给予。

(3)不良反应:①口服可出现恶心、呕吐、腹泻等胃肠道反应;②大剂量注射时可引起抽搐等神经中毒反应;③婴儿用药后可出现血尿、蛋白尿等急性间质性肾炎症状。

(4)注意事项:①与青霉素有交叉变态反应,用药前须做过敏试验;②与庆大霉素、四环素、磺胺嘧啶、去甲肾上腺素、间羟胺、B族维生素、维生素C、水解蛋白等配伍禁忌;③阿司匹林、磺胺药能阻止本品与血浆蛋白结合、故两者同用时要适当减量。

3.阿莫西林

阿莫西林为对位羟基氨苄西林,又名羟氨苄青霉素。

(1)药理作用:阿莫西林为广谱抗生素。对革兰阳性及阴性菌均有作用,对产酶菌无效。对肠球菌及革兰阴性菌有较强抗菌活性,对肺炎链球菌与变形杆菌作用强于氨苄西林。本品耐酸,口服吸收好。口服及肌内注射后达峰时间分别为2小时和1小时,半衰期为1～1.3小时。给药后6小时尿中排出量为药量的45％～68％。

(2)临床应用:主要用于敏感菌所致的呼吸道、尿路、胆道感染及伤寒。成人:每日量1～4 g,分3～4次;儿童每日量为50～100 mg/kg,分3～4次给药。

(3)不良反应:不良反应发生率为5％～6％,常见为胃肠道反应、皮疹等。

(4)注意事项:①青霉素过敏者禁用;②传染性单核细胞增多症患者慎用或禁用;③不宜与口服避孕药同服。

(5)制剂规格:胶囊:0.25 g;干糖浆:每包125 mg;口服混悬液:125 mg/5 mL,250 mg/5 mL。

(二)头孢菌素类

头孢菌素为一簇半合成抗生素,均含有7-氨基头孢烷酸(7-ACA)的母核,在

3位及7位碳原子上加入不同的基因,形成具有不同抗菌活性和药动学特性的各种头孢菌素。头孢菌素类具有抗菌作用强、临床疗效高、毒性低、变态反应较青霉素少等优点。根据头孢菌素的药动学与抗菌作用特点将其分为3代。

第一代头孢菌素抗菌谱窄,主要作用于革兰阳性菌,抗菌活性强于第二、三代,对革兰阴性菌效差。对β-内酰胺酶不稳定,半衰期偏短,多在0.5～1.5小时。脑脊液浓度低,对肾脏有一定毒性。目前临床上主要使用的品种有头孢噻吩、头孢唑啉、头孢氨苄、头孢拉定。

第二代头孢菌素抗菌谱较第一代广,对革兰阳性菌作用与第一代相仿或略差,对多数革兰阴性菌作用明显增强。对β-内酰胺酶较稳定,除个别品种(头孢尼西)外,半衰期仍偏短。脑脊液中浓度较高,肾脏毒性小。其代表性品种头孢呋辛、头孢孟多、头孢克洛。

第三代头孢菌素抗菌谱广,对革兰阳性菌效差,对革兰阴性菌,特别是肠杆菌科细菌有强大抗菌活性。对β-酰胺酶稳定,半衰期延长。能透入脑脊液中,对肾脏几乎无毒性。其代表性品种有头孢噻肟、头孢曲松、头孢他定、头孢派酮等。

1.头孢唑林钠

头孢唑林钠又名先锋霉素Ⅴ,为半合成的第一代头孢菌素。

(1)药理作用:本品对金黄色葡萄球菌(包括产酶菌株)、肺炎链球菌、化脓性链球菌、大肠埃希菌、奇异变形杆菌、克雷白杆菌、流感嗜血杆菌等有较强抗菌活性。对革兰阴性菌所产生的β-内酰胺酶不稳定,易产生细菌耐药性。本品肌内注射后1～2小时血药浓度达峰值,血浆蛋白结合率为74%～86%,半衰期为1.8小时。除脑组织外,全身分布良好,80%～90%给药量于24小时内自尿中排出。

(2)临床应用:主要用于治疗敏感菌所致的呼吸道感染、败血症、感染性心内膜炎、肝胆系统感染、尿路感染、皮肤软组织感染、心脏手术和胆囊切除术的预防感染用药。肌内或静脉注射:成人为1次0.5～1 g,每日3～4次,病情严重者可适当增加剂量,但不超过每日10 g为限。预防手术感染可手术前半小时肌内或静脉内给药1 g,术中给0.5～1 g,术后每6～8小时给0.5～1 g。儿童每日量为50～100 mg/kg,分3～4次给药,病情较重可适当增加剂量。

(3)不良反应:不良反应发生率较低。偶见皮疹、荨麻疹、发热、血清病样反应等过敏症状。肌内注射可出现局部疼痛,静脉注射可致静脉炎。

(4)注意事项:①青霉素过敏者及肾功能不全者慎用;②供肌内注射剂有时

含利多卡因,不可误注静脉内。

(5)制剂规格:粉针剂:0.2 g,0.5 g。

2.头孢呋辛钠

头孢呋辛钠又名头孢呋肟,为半合成的第二代头孢菌素。

(1)药理作用:对多数革兰阳性菌有良好抗菌活性。对大肠埃希菌、奇异变形杆菌、肺炎杆菌、普鲁威登菌、流感嗜血杆菌、奈瑟菌属等革兰阴性杆菌等有较强作用。它对葡萄球菌和某些革兰阴性杆菌的 β-内酰胺酶稳定,是第二代头孢菌素中抗菌作用较突出的品种。肌内注射后 0.5~1 小时血药浓度达峰值,血浆蛋白结合率为 30%~50%,半衰期为 1.1~1.4 小时。体内广泛分布于各组织、体液中。脑膜炎时可透过血-脑屏障在脑脊液中达治疗浓度。24 小时内药物大多数以原形从肾排出。

(2)临床应用:主要用于敏感菌所致的呼吸道感染、尿路感染、细菌性脑膜炎、败血症的治疗。还可用于胃切除、胆囊切除,胸外科及妇科大手术等预防术后感染用药。肌内注射或静脉注射:成人为每 8 小时给 0.75~1.5 g,病情严重者可增加至 6 g。儿童为每日量为 30~100 mg/kg,分 3~4 次给药。

(3)不良反应:常见为肌内注射部位疼痛、皮疹、血清转氨酶升高等。偶见静脉炎、嗜酸性粒细胞增多、血红蛋白降低或 Coombs 试验阳性。

(4)注意事项:①对青霉素过敏者慎用;②不可与氨基糖苷类抗生素置同一容器中注射;③与高效利尿药联合应用可致肾损害。

(5)制剂规格:粉针剂:每瓶 0.25 g,0.5 g,75 g,1.0 g,1.5 g。

3.头孢噻肟钠

头孢噻肟钠又名头孢氨噻肟、凯福隆,为半合成的第三代头孢菌素。

(1)药理作用:对革兰阴性菌特别是肠杆菌科细菌有极强的抗菌活性。流感嗜血杆菌和淋奈瑟菌(包括产β-内酰胺酶菌珠)对本品高度敏感。阴沟杆菌、产气杆菌、脆弱类杆菌对本品有耐药性。口服不吸收,肌内注射后半小时血药浓度达峰值。血浆蛋白结合率为 40%,半衰期约为 1.2 小时。体内分布较广,胆汁中浓度高,难透过血-脑屏障。24 小时内约 60%给药量以原形肾排。

(2)临床应用:用于治疗敏感菌所致的败血症、脑膜炎、呼吸道感染、尿路感染等疗效佳,也可作为其他组织或器官感染的治疗或手术预防用药。肌内或静脉注射给药:成人及 12 岁以上儿童为每次 1~2 g,每日 2 次;严重感染可加大剂量,但最高不超过每天 12 g,分 3~4 次给药。早产儿和新生儿按每天 50 mg/kg分 2 次给药。婴儿和儿童按每天50~100 mg/kg分 2~4 次给药。最高剂量可达

200 mg/kg,分 3～4 次给药。淋病,单次剂量 0.5～1.0 g,肌内注射。

(3)不良反应:发生率为 3％～5％。常见为皮疹、药物热、胃肠道反应、静脉炎,部分患者可出现短暂性碱性磷酸酶、血清转氨酶升高,偶见腹泻、头痛、麻木、呼吸困难和面部潮红,罕见有白细胞计数或血小板计数减少。

(4)注意事项:①对青霉素过敏者及肾功能严重障碍者慎用;②长期应用可致假膜性结肠炎;③本品与氨基糖苷类抗生素合用时不能混合在同一容器中,应分开注射给药。

(三)非典型 β-内酰胺类

1.头霉素类

抗菌谱广,对革兰阴性杆菌作用较强,对多种 β-内酰胺酶稳定。对厌氧菌包括脆弱类杆菌有良好抗菌活性。临床常用于口腔外科、腹部外科和妇产科等需氧菌和厌氧菌的混合感染。主要代表性品种有头孢西丁、头孢美唑。

2.碳青霉烯类

碳青霉烯类为抗菌谱最广、抗菌作用最强的一类抗生素,对 β-内酰胺酶高度稳定,且本身又有抑制作用,故具有广谱、强效、耐酶、抑酶等特点。临床应用较广的品种为亚胺培南/西司他丁的合剂,称为泰宁。主要用于多重耐药菌、产酶菌所致的革兰阴性菌感染、混合感染、病原菌不明或免疫缺陷者感染。

3.单环类

抗菌谱较窄,对革兰阳性菌和专性厌氧菌活性低,但对革兰阴性菌,包括假单胞属有强大杀菌作用,具有耐酶、低毒、与青霉素交叉变态反应等特点。临床应用的品种为氨曲南,用于革兰阴性菌所致的严重感染。

4.氧头孢烯类

抗菌谱广,对革兰阴性菌有较强的抗菌活性,对厌氧菌包括脆弱类杆菌亦有良好作用,对多种 β-内酰胺酶稳定,血药浓度维持时间久。拉氧头孢为代表性品种,但因影响凝血功能,大剂量用药时可导致出血倾向。

5.β-内酰胺酶抑制剂

对 β-内酰胺酶有较强抑制作用,但本身无抗菌活性,与 β-内酰胺类抗生素合用时能显著增强后者的抗菌作用。临床应用的品种有克拉维酸(棒酸)与阿莫西林的合剂称为奥格门汀,以及舒巴坦(青霉烷砜)与氨苄西林的合剂称为优立新,主要用于产酶菌所致的各种感染治疗。

(四)氨基糖苷类

氨基糖苷类抗生素系一个氨基环醇与一个或多个氨基糖分子通过配糖链连

接而成。包括：①由链丝菌属培养滤液中获得者如链霉素、卡那霉素；②由小单胞菌属的培养滤液中获得者如庆大霉素、西索米星；③半合成品种有阿米卡星、奈替米星等。

本类抗生素具有以下共同特点：①易溶于水及稳定性好；②口服吸收差，须肌内注射或静脉滴注给药；③对各种需氧革兰阴性菌如大肠埃希菌、克雷白菌属、肠杆菌属、变形杆菌属具有高度抗菌活性；④作用机制主要是抑制细菌蛋白质合成，具杀菌作用；⑤与血浆蛋白结合率低，多数以原形经肾排泄；⑥细菌对不同品种有部分或完全交叉耐药性；⑦均具有不同程度的耳、肾毒性及神经肌肉阻滞作用。

1.庆大霉素

庆大霉素由小单胞菌所产生，含有C1、C1a、C2等组分。

(1)药理作用：抗菌谱广，对大肠埃希菌、产气杆菌、克雷白杆菌、奇异变形杆菌、铜绿假单胞菌、沙雷菌属、枸橼酸杆菌以及葡萄球菌等有较强抗菌活性。链球菌、肺炎链球菌和厌氧菌对本品耐药。由于本品临床应用广泛，耐药菌株呈逐年递增之势。肌内注射后 $0.5 \sim 1$ 小时血药浓度达峰值。主要分布于细胞外液，与血浆蛋白结合率低，其有效与安全的血药浓度较低（$4 \sim 8$ mg/L）。半衰期为 $2 \sim 3$ 小时，主要经肾排泄，部分经胆汁入肠排出。

(2)临床应用：主要用于敏感菌所致的严重感染，如败血症、尿路感染、胆道感染、呼吸道感染、烧伤感染、皮肤软组织感染等。肌内注射，1 次 80 mg，每日 $2 \sim 3$ 次，间隔 8 小时。重症感染 1 日用量可达 5 mg/kg。静脉滴注，1 次 80 mg，溶于 100 mL 液体中于 0.5 小时内滴完，每日 3 次。新生儿每日 $2 \sim 4$ mg/kg，分次给药。

(3)不良反应：①肾毒性、耳毒性，如蛋白尿、血尿、尿量减少及耳鸣、听力模糊等。②神经肌肉阻滞症状，如呼吸困难、嗜睡、极度软弱无力等。

(4)注意事项：①用药期间须监测血药浓度，特别是新生儿、老年人及肾功能不全者；②停药后若发现听力减退、耳鸣等应引起警惕；③严格掌握用药剂量与疗程。

(5)制剂规格：注射剂：每支 40 mg(1 mL)，80 mg(2 mL)。

2.奈替米星

奈替米星又名乙基西梭霉素，为半合成氨基糖苷类抗生素。

(1)药理作用：抗菌作用与庆大霉素相似。但对葡萄球菌和其他革兰阳性球菌的作用优于其他氨基糖苷类抗生素。对细菌所产生的多种钝化酶稳定，但仍可被乙酰基转移酶钝化而失活。对肺炎链球菌、各群链球菌的作用较差,对肠球菌属和厌氧菌无效。肌内注射后 0.5～1 小时的血浓度达峰值,半衰期约为 2.5 小时。广泛分布于各种体液和主要脏器中,脑脊液和胆汁中浓度低。主要经肾以原形排出。

(2)临床应用:主要适用于严重革兰阴性杆菌感染,或与青霉素或头孢菌素类联合用于病因未明的发热患者的经验治疗。成人:每日 4～6 mg/kg,分 2～3 次肌内注射或静脉滴注。新生儿(<6 周):每日 4～6.5 mg/kg;婴儿和儿童:每日 5～8 mg/kg,分 2～3 次肌内注射或静脉滴注。

(3)不良反应:耳、肾毒性低,其余与庆大霉素相似。

(4)注意事项:疗程中宜定期监测血药浓度及肾功能变化。

(5)制剂规格:注射剂:1 mL(50 mg),2 mL(100 mg),2 mL(150 mg)。

(五)四环素类

四环素类是一类具有共同基本母核——氢化骈四苯的广谱抗生素。天然获得者有四环素、土霉素、金霉素,由链霉菌产生;半合成品种有多西环素、米诺环素等。此类抗生素具有以下共同特点:①抗菌谱广,对多数革兰阳性菌及阴性杆菌有较好抗菌活性,对立克次体、支原体、衣原体、螺旋体及某些原虫有抑制作用;②细菌耐药性日趋严重,但对半合成四环素的耐药性较天然四环素轻;③口服吸收良好,半合成四环素的吸收不受食物影响;④胆汁中药物浓度较高,不易通过血-脑屏障。半合成四环素在前列腺中达有效浓度;⑤主要经肾排泄,肾功能不全时,四环素易在体内积聚,而多西环素则不受影响;⑥四环素主要用于布鲁菌病、霍乱、回归热、衣原体感染和立克次体病,半合成四环素可用于一般细胞感染治疗;⑦不良反应主要有胃肠道反应,肝肾毒性、变态反应、二重感染及儿童牙齿变黄等;⑧四环素类能抑制胶原酶活性、促进牙周组织再生、作用较持久,而胶原酶对牙周组织具有溶胶原作用,造成牙周支持组织的破坏,因此四环素类在辅助牙周炎的治疗及降低活动性牙周炎的复发率均有良好疗效。

1.四环素

四环素由链霉制备而得,临床用其盐酸盐。

(1)药理作用:为广谱抗生素,对大多数革兰阳性和阴性杆菌,包括流感嗜血杆菌、布鲁菌属、霍乱弧菌等均具有一定抗菌活性,对立克次体、支原体、衣原体、螺旋体及某些原虫有抑制作用。作用机制主要是干扰细菌蛋白质合成,属抑菌剂。口服吸收不完全,吸收率为 30%～70%,且易受食物、二价及三价阳离子 (Ca^{2+}、Mg^{2+}、Al^{3+})和抗酸药物的影响。体内分布广泛,难透过血-脑屏障。与血浆蛋白结合率约为 30%，半衰期为 8～9 小时，主要以原形经肾排泄，也可经肝浓缩排入胆汁，形成肝肠循环。胆汁中药物浓度为血液浓度的 10～20 倍。

(2)临床应用：由于细菌对四环素耐药日趋常见，故临床主要用于治疗非细菌感染，如衣原体感染、立克次体病、支原体肺炎、回归热等。细菌感染治疗可用于布鲁菌病、霍乱，或敏感菌所致的呼吸道、胆道、尿路和皮肤软组织感染。口服：成人为 1 次 0.25～0.5 g，每日 4 次；小儿每日量为 25～50 mg/kg，每日 4 次。

(3)不良反应：①胃肠道反应；②长期应用可引起二重感染；③牙釉质或骨骼发育不良；④肝、肾损害；⑤变态反应，如药物热、皮疹等。

(4)注意事项：①孕妇、婴幼儿及儿童均不宜使用；②肝、肾功能减退者慎用；③不宜与钙盐、铁盐或铝盐等同时服用。

(5)制剂规格：片剂为每片 0.25 g；胶囊剂，每粒 0.25 g；注射剂为每瓶 0.5 g；软膏；每支 10 g(含四环素 300 mg)；眼膏为每支 2 g(含四环素 100 mg)；四环素可的松眼膏为每支 2 g(含四环素 5 mg)。

2.多西环素

多西环素又名强力霉素，为土霉素的脱氧产物。

(1)药理作用：抗菌谱和四环素相似，但抗菌作用强 2～10 倍，对四环素耐药的金葡菌有效。口服吸收好，不受食物影响，全身广泛分布，脑脊液中浓度较高。药物大部分经胆汁排入肠腔形成肝肠循环，半衰期长达 20 小时。大部分药物经肠随粪便排泄，仅少部分经肾排出，故肾功能减退时仍可应用。

(2)临床应用：用于敏感菌所致的呼吸道感染如老年慢性支气管炎、肺炎、麻疹肺炎及泌尿道和胆道感染的治疗。口服：首次 0.2 g，以后每次 0.1 g，每日 1～2 次。8 岁以上儿童，首剂 4 mg/kg；以后每次 2～4 mg/kg，每日 1～2 次。疗程一般为 3～7 日。

(3)不良反应：常见为胃肠道反应，皮疹及二重感染少见。

(4)注意事项：8 岁以下小儿及孕妇、哺乳妇女禁用。

(六)大环内酯类

大环内酯类抗生素是由链霉菌产生的一类碱性抗生素，其分子中含有一个 14 或 16 元大环内酯结构。具有：①抗菌谱较窄，细菌对不同品种有不完全交叉耐药性；②在碱性环境中抗菌活性较强；③除酯化物外，口服不耐酸；④组织浓度高于血浓度，不易透过血-脑屏障；⑤主要经胆道排泄，毒性低等特点。本类抗生素为速效抑菌剂，一般不用于严重感染的治疗，只适用于轻、中度感染。近年上市的一些新大环内酯类抗生素，如罗红霉素、阿奇霉素、克拉霉素等，具有比红霉素更广的抗菌谱,更强的抗菌活性,半衰期长、趋组织性好的优点,已受到临床的广泛注意。

1.红霉素

红霉素由链丝菌分离而得。

(1)药理作用:对金黄色葡萄球菌(包括产酶株),表皮葡萄球菌、肺炎链球菌、各群链球菌和革兰阳性杆菌具有强大抗菌活性;脑膜炎奈瑟菌、流感嗜血杆菌、百日咳杆菌、布鲁菌属等革兰阴性杆菌对本品敏感。除脆弱类杆菌和梭杆菌外,对各种厌氧菌有一定抗菌活性。此外,对军团菌属、某些螺旋体、肺炎支原体、立克次体属和衣原体也有抑制作用。其作用机制是与细菌核蛋白体的 50S 亚基结合,抑制细菌蛋白质的合成。由于本品应用广泛,细菌耐药性已明显增加。本品空腹口服肠溶片 250 mg 后,药物在十二指肠内溶解吸收,血峰浓度于 3~4 小时到达,平均为0.3 mg/L。蛋白结合率为 44%~78%。体内分布广,胆汁中浓度可为血浓度的 30 倍,但难透过正常的血-脑屏障。半衰期为 1.2~4 小时,主要经胆汁排泄,部分在肠道中重吸收。有 10%~15% 以原形经尿排泄。

(2)临床应用:主要用于敏感菌所引起各种感染的治疗。如扁桃体炎、肺炎、猩红热、丹毒和眼、耳、鼻、喉感染。临床上常用红霉素作为对青霉素过敏者的替代药物。成人剂量每日 1.2~2.0 g,儿童每日 30~50 mg/kg,分 3~4 次服用。本品以空腹口服较佳,肝功能和肾功能障碍者应减量。

(3)不良反应:①常见为胃肠道反应,如恶心、呕吐、腹胀、腹泻;②少数可出现药物热、荨麻疹等变态反应;③可致碱性磷酸酶、胆红素、谷丙转氨酶和谷草转氨酶升高。

(4)注意事项:①本品可渗入乳汁及透过胎盘屏障,故孕妇及哺乳期妇女慎用;②严格按医嘱用药,以确保其疗效;③口服红霉素肠溶片时,应整片吞服,以免遭胃酸破坏;④红霉素可使茶碱、卡马西平、华法林等药物的作用加强,合用时须注意。

2.阿奇霉素

阿奇霉素为 15 元半合成的大环内酯类抗生素。

(1)药理作用:抗菌谱与红霉素相近,抗菌活性较强。对流感嗜血杆菌、淋奈瑟菌的作用比红霉素强4倍;对军团菌的作用则强 2 倍;对绝大多数革兰阴性菌的 MIC<1 μg/mL。通过作用于 50S 核糖体亚单位而抑制细菌蛋白质的合成发挥抗菌作用。本品口服生物利用度高,半衰期长,为 40~50 小时,组织中浓度明显高于血液中浓度。

(2)临床应用:主要用于呼吸道、皮肤、软组织及泌尿生殖系统的感染。用法:成人首日剂量 500 mg,以后每日 250 mg,每日 1 次;儿童 10 mg/kg。连服 3 日。

(3)不良反应:主要为恶心、呕吐、腹痛、腹泻等胃肠道反应。偶见皮肤变态反应。

(4)注意事项:肝功能不全者应慎用。妊娠期、哺乳期妇女不宜使用。

3.克拉霉素

克拉霉素为新一代 14 元半合成的大环内酯类抗生素。

(1)药理作用:抗菌谱与红霉素相似,抗菌活性较强。对多数革兰阳性菌、革兰阴性菌及厌氧菌有效。对肺炎球菌、流感嗜血杆菌、卡他布兰汉菌、嗜肺军团菌的抗菌活性较罗红霉素、阿奇霉素要强 2~4 倍。对化脓性链球菌、百日咳杆菌、幽门螺旋杆菌、包氏螺旋体、嗜肺军团菌、沙眼衣原体、肺炎支原体、鸟型结核分枝杆菌的抗菌活性是大环内酯类抗生素中最强的。口服迅速吸收,2 小时后血药浓度达峰值,生物利用度为 55%。全身广泛分布,组织渗透性强。主要经肝脏代谢,其代谢产物 14-羟克拉霉素亦具有较强抗菌活性,与克拉霉素联合对流感嗜血杆菌及其他病原菌产生协同或相加作用。主要经肾脏排泄,30%~40%以原形或活性代谢物经肾脏排泄。半衰期为3.5 小时。

(2)临床应用:用于敏感菌所引起的呼吸道感染、泌尿道感染、皮肤及软组织感染的治疗。本品与阿莫西林、奥美拉唑三联疗法,能有效治疗幽门螺旋杆菌引起的胃十二指肠溃疡。成人每次 250 mg,每 12 小时1 次,严重者可增至每次 500 mg。

(3)不良反应:发生率低,可有胃肠不适、头痛、皮疹等。转氨酶可暂时性增高。

(4)注意事项:孕妇及对大环内酯类过敏者禁用。

二、合成抗菌药物

(一)磺胺类药物

磺胺类药物是化学合成上市最早的一类抗菌药。其分子中均含有氨苯磺胺的基本结构。此类药物具有抗菌谱较广,口服吸收快或不吸收,性质稳定、不易变性、价格低廉等优点而在临床应用广泛。特别是磺胺增效剂——甲氧苄啶的问世,显著提高了磺胺类药物的抗菌效能,使其在抗细菌感染治疗中仍占有重要地位。

磺胺药可分为口服易吸收,口服不易吸收及局部用药 3 类。口服易吸收者用于治疗各系统感染;口服不易吸收者仅用于治疗肠道感染;局部用磺胺作为皮肤黏膜感染的外用药物。口服易吸收磺胺根据其在体内药效持续时间的长短又分为短效、中效和长效 3 种:①短效磺胺,一次给药后有效药物浓度可维持 4～8 小时,半衰期<8 小时。如磺胺塞唑、磺胺异唑。②中效磺胺,一次给药后有效药物浓度维持 10～24 小时,半衰期为 10～15 小时,如磺胺甲噁唑和磺胺嘧啶,皆为目前临床主要应用品种。③长效磺胺,其有效药物浓度维持时间及半衰期均达 24 小时以上,如磺胺多辛,磺胺甲氧嘧啶。

复方磺胺甲噁唑为磺胺甲噁唑(SMZ)与甲氧苄啶(TMP)的复方制剂。

1.药理作用

本品对大肠埃希菌、变形杆菌、奇异变形杆菌、克雷白菌属、莫根杆菌、志贺菌属、伤寒沙门菌、流感嗜血杆菌、金葡菌均有良好的抗菌作用。本品所含 SMZ 和 TMP 有协同抗菌作用。SMZ 抑制二氢叶酸合成酶,TMP 抑制二氢叶酸还原酶,使细菌的叶酸代谢受到双重阻断,从而发挥较强的抑菌杀菌作用。

本品吸收进入体内后,SMZ 和 TMP 在血液中浓度之比为 20:1,尿药浓度之比为(1～5):1。24 小时内自尿中排出给药量的 50%。

2.临床应用

(1)用于治疗急性单纯性尿路感染,疗效佳。用法:成人口服,每次 2 片,每日 2 次,可连服 10 天;小儿每日用量为 SMZ 40 mg/kg＋TMP 8 mg/kg,每日 2 次。

(2)预防尿路感染的反复发作。用法:睡前排空膀胱后,顿服本品 1/2～1 片,或 3～4 倍于本剂量,每周 1～2 次,连服 3～6 个月。

(3)呼吸道感染的治疗,特别是对慢性支气管炎的急性发作有较好疗效。用法:口服,每次 3 片,每日 2 次或每次 2 片,每日 3 次。老年或肾功能较差者应酌情减量,疗程为 10～14 天。

(4)用于敏感菌所致伤寒、副伤寒以及其他沙门菌属等引起的感染。用法:口服,每日 2 次,每次 2 片,疗程为 2～3 周。

3.不良反应

不良反应主要表现为 SMZ 和 TMP 所致的不良反应:①胃肠道反应,恶心、呕吐或头痛、眩晕、乏力等神经精神症状;②变态反应,如药疹、剥脱性皮炎、渗出性多形红斑等;③肝、肾功能损害;④血液系统反应,如粒细胞减少或缺乏、贫血、血小板计数减少、溶血性贫血蛋白尿;⑤高胆红素血症和新生儿核黄疸。

4.注意事项

注意事项包括：①妊娠、哺乳期妇女禁用；②肝、肾功能下降者不宜用；③早产儿及新生儿不宜用；④与呋塞米、砜类、噻嗪类利尿药、磺脲类、碳酸酐酶抑制剂之间可发生交叉变态反应；⑤本品与口服抗凝药、口服降糖药、甲氨蝶呤、苯妥英钠、硫喷妥钠同用时，可取代这些药物的蛋白结合部位或抑制其代谢，使药物血浓度增高，作用时间延长而产生毒副反应，故应避免同时应用。

（二）喹诺酮类

喹诺酮类又称吡啶酮酸类，其分子中均含有吡啶酮的基本结构。根据药物的上市时间，抗菌活性，药动学特点，将此类药物分为 3 代。第一代抗菌谱窄，仅对少数革兰阴性杆菌有效，且细菌易产生耐药性，不良反应多见，临床已被淘汰，如萘啶酸；第二代抗菌谱有所扩大，抗菌活性亦有提高，不良反应少见，多用于尿路和肠道感染的治疗，如吡哌酸；第三代为近年来合成的抗菌谱较广，抗菌活性高，含氟喹诺酮类衍生物，对多数革兰阴性杆菌有强大抗菌作用，细菌耐药性极少，口服吸收好，组织和体液中药物浓度高，不良反应轻微，在临床治疗中占有主导地位，如诺氟沙星、依诺沙星、培氟沙新、氧氟沙新、环丙沙星等。

1.氧氟沙星

氧氟沙星又名氟嗪酸，为第三代喹诺酮类药物。

（1）药理作用：本品对葡萄球菌、链球菌、肺炎链球菌、淋奈瑟菌、大肠埃希菌、枸橼酸杆菌、志贺杆菌、肺炎克雷白杆菌、肠杆菌属、沙雷杆菌属、变形杆菌、流感嗜血杆菌、不动杆菌、螺旋杆菌等有较好的抗菌作用。对部分厌氧菌、铜绿假单胞菌、沙眼衣原体、肺炎支原体有一定抗微生物活性。对革兰阴性杆菌（需氧菌）的抗菌活性高于诺氟沙星、依诺沙星、培氟沙星，较环丙沙星略差。口服吸收好，体内分布广泛。口服 400 mg。达峰时间为 2～3 小时，血峰浓度为 5～6 mg/L，半衰期为5～7 小时。主要经肾排泄，24 小时给药量的 70%～80% 自尿中以药物原形排出。胆汁中药物浓度约为血浓度的 7 倍。

（2）临床应用：主要用于敏感菌所致的呼吸道、泌尿道、皮肤及软组织、胆道、耳鼻喉等感染的治疗。口服，每日 200～600 mg，分两次服用。可根据病情适当调整剂量。

（3）不良反应：①胃肠道反应，恶心、呕吐、腹胀、腹泻等；②神经系统反应，头痛、头晕、失眠等；③变态反应，皮疹、瘙痒等。

（4）注意事项：①肾功能障碍者慎用；②孕妇及哺乳妇女禁用。

2.环丙沙星

环丙沙星为第三代喹诺酮类药物。

(1)药理作用:抗菌谱广,抗菌活性强于其他氟喹诺酮类。对革兰阴性肠杆菌科细菌有极强抗菌活性。对淋奈瑟菌、链球菌、军团菌、金黄色葡萄球菌、脆弱类杆菌亦有良好抗菌作用。口服可吸收,生物利用度约为52%,体内分布广。服药后1.5小时血药浓度达峰值,半衰期为3~5小时。主要经肾排泄,部分由肠道随粪便排出。

(2)临床应用:适用于敏感菌所引起的呼吸道、泌尿道、消化道、胆道、皮肤与软组织、腹腔、耳鼻喉科感染及败血症等的治疗。①口服,成人每次250~500 mg,每日2次。②静脉滴注,每次100~200 mg,每日2次。预先用等渗氯化钠或葡萄糖注射液稀释,滴注时间不少于30分钟。

(3)不良反应:偶见恶心、呕吐、腹泻、腹痛、眩晕、头痛、皮疹等。症状轻微,停药后可消失。

(4)注意事项:①孕妇、哺乳期妇女及未成年者不宜使用;②避免与抗酸药物、氨茶碱等同服。

(三)硝基咪唑类

1.甲硝唑

甲硝唑又名灭滴灵。

(1)药理作用:有较好的抗滴虫和抗阿米巴原虫作用;对革兰阳性、阴性厌氧菌及脆弱类杆菌有较强的杀灭作用,对需氧菌则无效。口服吸收良好,给药后1~2小时血药浓度达峰值。本品体内分布广泛,可进入唾液、乳汁、肝脓疡的脓液中,亦可透过血-脑屏障进入脑脊液中。半衰期为6~12小时,主要经肾排泄,其20%以原药排出,少量由皮肤及粪便排出。

(2)临床应用:①抗阴道滴虫感染及治疗肠道、肠外阿米巴病;②治疗各种厌氧菌引起的局部或系统感染,如腹腔、消化道、女性生殖系统、下呼吸道、皮肤及软组织、骨和关节感染及牙周炎等。治疗厌氧菌感染,口服0.2~0.4 g,每日2~4次,疗程5~10日,静脉滴注,首剂15 mg/kg,维持量7.5 mg/kg,每8~12小时滴注1次,每次1小时。

(3)不良反应:①消化道反应常见,有恶心、呕吐、厌食、腹痛等;②变态反应,有荨麻疹、皮肤瘙痒;③神经系统症状,有眩晕、共济失调、多发性神经炎等;④可引起二重感染,如假膜性肠炎。

(4)注意事项:①本品偶尔可致严重不良反应,如严重变态反应及神经精神症状,临床应注意观察;②可抑制乙醇代谢,故用药期间戒酒。

2.替硝唑

替硝唑为新一代5-硝基咪唑衍生物。

(1)药理作用:具有较强的抗原虫和抗厌氧菌作用。与甲硝唑相比,本品具有口服后血药浓度高、半衰期长($t_{1/2}$为12~14小时)、有效浓度持续时间长等优点。

(2)临床应用:①用于厌氧菌所致的各种感染,如腹腔、妇科、手术创口、皮肤软组织、肺及胸感染,牙周炎及败血症等;②阿米巴病、阴道滴虫病、贾弟虫病的治疗。抗厌氧菌治疗:口服,每日2g,分1~2次服用。手术预防用药,术前12小时服2g,手术间或结束后输注1.6g。

(3)不良反应:与甲硝唑类似。

(4)注意事项:①孕妇及哺乳期妇女禁用;②有血液病史者及器质性神经系统疾病禁用。③服药期间禁酒。

三、抗真菌药

目前临床常用的抗真菌药可以分为以下几类:①抗真菌抗生素。除灰黄霉素仅对浅部真菌有效外,其他都属治疗深部真菌感染药物。此类药物中最有效者为两性霉素B,但因其毒性大而限制了它的应用;②氟胞嘧啶,此药毒性低,但抗真菌谱窄,且真菌易对其产生耐药性,常与两性霉素B联合应用治疗严重深部真菌感染;③咪唑类抗真菌药,此类药物发展较快,近年来不断有新药上市,是临床抗真菌治疗的重要药物。具有抗真菌谱广,毒性低,可口服等优点。

(一)制霉菌素

制霉菌素属多烯类抗真菌药。①药理作用:本品具有广谱抗真菌作用,对念珠菌的抗菌活性最高。对曲霉、粗球孢子菌、隐球菌、组织胞浆菌、皮炎芽生菌亦有疗效。其作用机制为药物与敏感真菌细胞膜上的甾醇结合,损伤膜的通透性,导致细胞内重要物质如钾离子、核苷酸和氨基酸等外漏,从而破坏细胞正常代谢,抑制其生长。本品口服不吸收,几乎全自粪便排出。局部应用后皮肤黏膜不吸收。②临床作用:口服治疗消化道真菌感染,多为念珠菌肠炎;甘油悬液涂擦治疗口腔假丝酵母菌感染;皮肤黏膜假丝酵母菌感染,可外用其软膏或甘油悬液制剂。口服,成人剂量为每日200万~400万单位,小儿每日每千克体重5万~10万单位,分3~4次服用,疗程2周。③不良反应:可发生恶心、呕吐、腹泻等消化道反应,停药后可消失。④注意事项:不宜做深部真菌感染治疗用药。

（二）氟康唑

氟康唑为氟化三唑类抗真菌药。①药理作用：具广谱抗真菌作用，对浅、深部真菌均有良好抗菌活性，特别对假丝酵母菌、隐球菌的抗菌活性高，对曲菌的作用较差。本品体外抗菌活性不及酮康唑。作用机制与酮康唑相似。口服吸收后，体内分布广，组织液及体液中药物浓度高于血药浓度 $1\sim2$ 倍，可透过血-脑屏障。大部分以原形从肾排出。②临床应用：对慢性皮肤黏膜假丝酵母菌感染、艾滋病患者口咽部假丝酵母菌感染疗效较好；对酮康唑疗效不佳者有效；对深部真菌所致的各种感染疗效佳。用于治疗皮肤黏膜假丝酵母菌感染，成人每日 $50\sim100$ mg，疗程 $7\sim14$ 日；治疗严重深部真菌感染，成人首剂 400 mg，以后每日 $200\sim400$ mg，疗程视疾病状况而定。③不良反应：轻度胃肠道反应；皮疹等变态反应；头痛、头晕、失眠等神经系统反应；可出现一过性血清转氨酶及血肌酐值的升高。④注意事项：与同类药物过敏者禁用；定期检查肝、肾功能。

四、抗病毒药

临床抗病毒药物种类较多，但疗效令人满意者却不多见。这主要是因为病毒的结构和增殖方式不同于细菌，它们缺乏自身的酶系统，必须寄生细胞内，借助于宿主细胞内的各种酶系合成自身的核酸和蛋白质才能生长繁殖，从而使药物在对病毒产生作用的同时亦对宿主细胞产生杀伤作用，影响了药物疗效。抗病毒药物的作用机制各异，这里介绍 3 种抗病毒药：碘苷、阿昔洛韦及利巴韦林通过在体内磷酸化成——磷酸、二磷酸及三磷酸的衍生物，竞争 DNA 聚合酶，抑制病毒 DNA 的合成，进而阻碍病毒核酸的复制。

（一）阿昔洛韦

阿昔洛韦又名无环鸟苷，为化学合成抗病毒药。①药理作用：本品可选择性地被感染细胞所摄取，在细胞内经酶转化为三磷酸化合物，抑制疱疹病毒的 DNA 多合酶、阻止病毒复制。对本品敏感的病毒依次为单纯疱疹病毒Ⅰ型、Ⅱ型，水痘-带状疱疹病毒及 EB 病毒。口服吸收不完全，生物利用度为 $15\%\sim30\%$。口服 400 mg，1.5 小时后血峰浓度为 1.2 μg/mL。静脉注射 5 mg/kg 血峰浓度为 10 μg/mL，8 小时后可降至 0.7 μg/mL。体内分布广，可透过血-脑屏障，脑脊液浓度为血浓度的 50%。半衰期为 2.5 小时，主要经肾排出。肾功能减退者，其半衰期明显延长。②临床应用：适用于单纯疱疹病毒（Ⅰ型、Ⅱ型）所致的感染，包括有免疫缺陷宿主皮肤、黏膜疱疹的复发，原发性及继发性生殖道疱疹及新生儿疱疹的治疗。局部应用治疗疱疹性角膜炎。生殖道疱疹病毒感染，成人剂量：初次发作，口服 200 mg，每日 5 次，疗程 7～10 日。反复发作者，口服 200～400 mg。每日 2～5 次，连续 6～24 个月。长期用药，病毒可出现耐药性。5％软膏局部应用对复发性口唇及生殖道疱疹有效。单纯疱疹性脑炎，成人每次 10～12.5 mg/kg，每 8 小时静脉滴注 1 次，疗程不少于 10 天。免疫缺陷者预防疱疹病毒感染，口服本品每次 200～400 mg，每日 4 次，严重患者 250 mg/m² 体表面积，每 8 小时静脉滴注 1 次，连续 6 周。EB 病毒感染，成人剂量每次 10 mg/kg，每 8 小时静脉滴注 1 次，疗程 7 天。对肾功能减退者应根据肌酐清除率调整用法用量。肌酐清除率为每分钟 20～50 mL/m² 者，每 12 小时给药 1 次；肌酐清除率为每分钟 10～25 mL/m² 者，改为每 24 小时给药 1 次；若肌酐清除率为 0～10 mL/m² 者，剂量改为 2.5 mg/kg。每 24 小时给药 1 次。③不良反应：消化道反应，如恶心、呕吐、腹泻等；可出现头痛、头晕、关节痛；偶见皮疹、发热、乏力、失眠、咽痛、肌痉挛、淋巴结肿大；局部用药可引起用药部烧灼感；静脉给药可致静脉炎，偶可见精神错乱、幻觉、震颤、嗜睡、抽搐，甚至昏迷。④注意事项：静脉给药时宜缓不宜快；定期检查肾功能；与甲氨蝶呤或干扰素合用时，或大剂量应用时应严密观察神经系统不良反应。

（二）利巴韦林

利巴韦林又名病毒唑、三氮唑核苷等。①药理作用：为单磷酸次黄嘌呤核苷 (IMP) 脱氢酶抑制剂，可干扰病毒核酸的合成。本品对多种病毒均有抑制作用。对本品敏感的 DNA 病毒有疱疹病毒、腺病毒和痘病毒；敏感的 RNA 病毒有甲型与乙型流感病毒、呼吸道融合病毒、副流感病毒、麻疹病毒、沙粒病毒、布拉尼病毒等。口服本品 600 mg 后 1～1.5 小时达血峰浓度 1.3 mg/L，半衰期为 2 小时。主要由肝脏代谢，约 1/3 药物由肾排出，不易透过血-脑屏障。②临床应用：可用于疱疹病毒，呼吸道病毒感染治疗；小儿腺病毒肺炎、流行性出血热早期治疗；急性甲型肝炎、麻疹等。每日 3～4 次，每次 200 mg；注射，每日 10～15 mg/kg 分两次给药，静脉滴注宜慢，滴眼，浓度 0.1％，每日 4～5 次，用于疱疹性角膜炎治疗；滴鼻，用 0.5％溶液。每小时滴鼻一次，预防流感。③不良反应：大剂量长期应用可引起贫血、游离胆红素升高、网织细胞升高和皮疹等，停药可恢复正常。其他可见头痛、腹部痉挛、易疲劳等。④注意事项：动物试验可至畸，孕妇特别是妊娠最初 3 个月内禁用；不宜大剂量应用，否则易产生毒性反应。

（三）碘苷

碘苷又名疱疹净。①药理作用：主要供局部应用。本品在病毒复制过程中渗入病毒 DNA，抑制 DNA 的合成，对单纯疱疹带状疱疹病毒有抑制作用，对痘病毒和巨细胞病毒亦有一定作用。缺乏胸腺嘧啶激活酶的病毒可能对本品耐药。全身用药后体内迅速代谢成碘尿嘧啶、尿嘧啶与碘，由尿排出而失去抗病毒作用。本品与血浆蛋白不结合，不易透入角膜组织。②临床应用：由于本品毒性大，故仅限于局部应用。0.1%眼药水和 0.5%眼药膏用于单纯疱疹角膜炎，疗程2～3 周。本品配成 5%二甲亚砜溶液可局部涂于单纯疱疹或带状疱疹皮损处，一日 4 次，疗程4 天。严重带状疱疹皮损可用本品的 40%二甲亚砜溶液局部敷，敷料可保持 24 小时，但疗程不超过 4 天。③不良反应：局部反应偶见痛、痒、结膜炎、水肿等刺激作用。④注意事项：本品不可全身应用。角膜溃疡较深者疗程不宜过长，亦不宜与硼酸溶液同时局部应用，以免引起角膜穿孔。

第二节　镇　痛　药

口腔颌面部炎症、创伤、肿瘤及各种类型手术几乎都会给患者带来不同程度的疼痛。药物治疗是对抗疼痛的基本方法。镇痛药是主要作用于中枢神经系统，选择性抑制痛觉的药物，如阿片受体激动药，主要包括阿片生物碱，半合成或合成的阿片类镇痛药，镇痛作用强，但易产生耐受性及成瘾。非麻醉性镇痛药如非甾体抗炎药及其他抗炎镇痛药，其主要作用部位在外周，通过抑制局部前列腺素合成，提高痛阈起到镇痛作用，当然也不能排除中枢作用机制。

对顽固疼痛，世界卫生组织推荐用"三阶梯疗法"进行治疗。第一阶梯为非阿片类镇痛药，适用于轻度疼痛患者；第二阶梯为弱阿片类药物，适用于中度疼痛患者，必要时可联合使用非阿片类镇痛剂。第三阶梯为强阿片类药，适于剧烈疼痛者，必要时可联合使用弱阿片类药物。三阶梯疗法主要代表性药物分别为阿司匹林、可待因和吗啡。

使用镇痛药物时要密切观察病情，合理用药，减少不良反应。

一、镇痛药

(一)哌替啶

哌替啶又名度冷丁。①药理作用：哌替啶是人工合成的强效镇痛药，可作用于中枢神经系统的阿片受体，是阿片受体的完全激动药，可选择性解除或缓解疼痛,是吗啡的合成代用品。其镇痛效力相当于吗啡的 $1/10\sim1/8$,肌内注射 50 mg,可提高痛阈达 50%,肌内注射后 10 分钟即可发挥镇痛作用,可持续 $2\sim4$ 小时,同时伴有镇静作用,10%$\sim$20% 患者可有欣快感。可抑制呼吸中枢,减低其对体内蓄积的二氧化碳的敏感性,这种抑制作用在肌内注射后 1 小时达高峰,2 小时后恢复。因能增强前庭器官敏感性,可引起眩晕、恶心和呕吐。可促使外周血管扩张,从而引起直立性低血压。对胃肠道、胆道、输尿管及支气管的平滑肌有兴奋作用。对胃肠道平滑肌作用较弱,故不易引起便秘。对内脏痛治疗效果显著。该药口服、注射均易吸收,但口服时易引起胃肠道紊乱,皮下注射有一定刺激性,故常用肌内注射途径。吸收后 60% 药物与血浆蛋白结合,在肝内代谢,经尿排出游离型或代谢型产物,肝内代谢产物去甲哌替啶可引起中枢兴奋,大剂量时可引起惊厥。血浆半衰期为 3 小时,肝功能不良时,血浆半衰期可延长。②临床应用:镇痛适用于各种剧烈疼痛的镇痛,如手术后、创伤后、烧伤疼痛、晚期癌肿疼痛等。治疗内脏绞痛时应配合应用阿托品等解痉药物。可用于严重的分娩疼痛,但在新生儿娩出前 $2\sim4$ 小时禁用,以免抑制新生儿呼吸。麻醉前用药可起到镇静、缓解患者紧张焦虑作用,也有助于缩短麻醉诱导期,减少麻醉药物用量。人工冬眠与氯丙嗪、异丙嗪合用,组成人工冬眠合剂用于人工冬眠,但不宜用于呼吸功能不良者及 1 岁以下婴儿。其他在配合吸氧、强心药物治疗的情况下,可用于心源性哮喘及肺气肿。口服:成人每次 $50\sim100$ mg,极量 150 mg,每日可用 3 次,每日极量 600 mg。小儿每次 $0.5\sim1$ mg/kg,每日可用 3 次。肌内注射:成人每次 $25\sim100$ mg,极量 150 mg,每日可用 3 次,每日极量 600 mg。两次用药间隔时间不得少于 4 小时。硬膜外注射:一次注射量 $0.5\sim0.6$ mg/kg,用生理盐水 $6\sim10$ mL 稀释,可起到 $8\sim20$ 小时镇痛作用。③不良反应:治疗剂量可发生轻度不良反应,如眩晕、定向力障碍、幻觉、震颤、口干、恶心、呕吐、心动过速及血压下降等。剂量过大时可引起呼吸抑制、昏迷、瞳孔散大、谵妄、肌痉挛、惊厥乃至衰竭死亡。可用巴比妥类药物、地西泮等进行解救,对呼吸抑制者可用纳洛酮解救。连续使用可成瘾,引起精神依赖性与生理依赖性,用药则欣快、松弛,以致患者渴望用药,为达目的不择手段。一般在断药后 3 小时可发生戒断症状,如肌肉抽动、肢体疼痛、激动不安、烦躁、恶心、呕吐、腹泻及食欲不振等,$8\sim12$ 小时达到高峰,$4\sim5$ 天消失。④注意事项:禁用于颅脑损伤、颅内系统性病变患者,有阻塞性肺部疾患,肺功能不良及支气管哮喘的患者。不宜用于孕妇、哺乳期妇女及婴幼儿。避免连续长期使用。伴有剧烈疼痛但原因不明者慎用。停用单胺氧化酶抑制剂 2 周以上方可应用本药,否则可能发生严重不良反应。

(二)阿法罗定

阿法罗定又名安侬痛。①药理作用:人工合成短效镇痛药,化学结构与哌替啶相似,亦为阿片受体激动剂。起效时间短但镇痛效力较哌替啶弱,皮下注射 5 分钟即有镇痛效果,可维持约 2 小时,静脉注射维持 30 分钟,抑制呼吸的不良反应较轻。②临床应用:适用于短时止痛的临床情况,如创伤及小手术的疼痛及面痛、牙痛等。用于内脏镇痛时需配合应用阿托品。皮下注射:每次 10~20 mg,每日 20~40 mg,极量为每次 30 mg,每日 60 mg。静脉注射每次 20 mg。③不良反应:类似哌替啶,但较弱。④注意事项:因可引起新生儿窒息,分娩时慎用。连续应用可有成瘾性,故勿长期连续应用。

(三)布桂嗪

布桂嗪又名强痛定。①药理作用:非麻醉性速效镇痛药,注射后 10 分钟、口服后 10~30 分钟起效,镇痛效力为吗啡的1/3,对皮肤、黏膜、运动器官疼痛有较好的抑制作用,但对内脏疼痛效果较差。②临床应用:适用于创伤、手术后疼痛,三叉神经痛、肌肉关节疼痛、偏头痛、痛经及癌症疼痛。口服:成人每次 30~60 mg,每日 3~4 次,小儿每次 1 mg/kg。皮下注射:成人每次 50 mg。③不良反应:较少,可能有恶心、眩晕、困倦等,停药可消失。长期应用可能产生依赖性。④注意事项:避免长期连续使用本药,一般情况下连用勿超过 2 日,断续应用勿超过 1 周。

二、抗炎镇痛药

前列腺素是由细胞膜合成的重要生物活性物质,由花生四烯酸在前列腺素合成酶作用下生成,为一组含 5 个碳环的长链不饱和脂肪酸,在发热、疼痛、炎症等病理过程中发挥重要作用。动物实验证实,注射前列腺素至脑室、丘脑下部可引起发热,发热的动物脑脊液中前列腺素样物质增加 2.5~4 倍。慢性炎症或损伤时,局部前列腺素及其他致痛物质如缓激肽等分泌增多。前列腺素可直接引起疼痛,并提高神经末梢对致痛物质的敏感性。前列腺素还可致炎,并增强缓激肽、组胺与 5-羟色胺等的致炎效能。

非甾体抗炎镇痛药均抑制花生四烯酸环化,阻止前列腺素合成。在中枢通过阻断内热源对丘脑下部体温调节中枢的作用,降低其兴奋性,增强散热过程,起到解热作用。在损伤化学刺激区或炎症反应区,使前列腺素合成、释放减少,并阻断其疼痛增敏作用,使痛觉感受器对致痛物质的兴奋性减低,从而起到镇痛作用。对风湿及类风湿患者,还起到抗炎、抗风湿作用,但对风湿病程没有影响。

(一)布洛芬

布洛芬又名异丁苯丙酸。①药理作用:本品为苯丙酸衍生物,可抑制前列腺素合成酶,减少前列腺素合成,被认为是最安全的非甾体抗炎镇痛药,与阿司匹林比较,解热作用较优,镇痛作用相等或较优,抗炎作用相当。口服吸收好,血药浓度1~2小时可达高峰,生物利用度80%,吸收后99%与血浆蛋白结合,血浆半衰期2~2.5小时,可缓慢进入关节滑膜腔,并保持较高浓度。在肝脏代谢,主要经尿排出。②临床应用:适于治疗风湿、类风湿关节炎、骨关节炎、强直性脊柱炎、牙痛、头痛、痛经、术后疼痛等,适于轻度至中度钝性疼痛的治疗。成人每次0.2~0.4 g,每日3次或3~4小时1次,餐中服用可减少胃肠道反应。抗风湿治疗时可每次1.0 g,每日5~8 g,一周后减至每日3 g。儿童剂量5~10 mg/kg,每日3~4次。其缓释剂型称为芬必得,每次0.3~0.6 g,每日2次,每次可维持药效12小时。③不良反应:胃肠道反应发生率30%~40%,多为轻度消化不良及胃肠道刺激症状,较阿司匹林、吲哚美辛易耐受,中枢神经系统反应常见失眠、头痛、眩晕、耳鸣等。对造血系统,可使出血时间延长,引起血细胞减少症。可引起肾病综合征、肾衰竭,肝功能减退。可引起变态反应如皮疹、瘙痒、哮喘等,与阿司匹林有交叉过敏。可引起中毒性弱视。对孕妇可引起产程延长及难产。④注意事项:孕妇、哺乳妇女、哮喘患者禁用。高血压、肾功能不全、消化道溃疡病及凝血功能缺陷者慎用。与抗凝药合用时,可使其游离型血药浓度增加,应注意避免。

(二)吲哚美辛

吲哚美辛又名消炎痛。①药理作用:人工合成吲哚衍生物,属强效前列腺素酶抑制剂,尚可抑制炎症病灶中粒细胞的移动,减少其释放溶酶体酶,减少细胞炎症反应。在非甾体抗炎镇痛药中,镇痛作用较强的,50 mg相当于阿司匹林600 mg的效力。抗炎作用比阿司匹林强,较氢化可的松抗炎作用大2倍。解热作用则接近阿司匹林。口服吸收迅速,1~3小时达血药浓度高峰,4小时可吸收90%,吸收后90%与血浆蛋白结合,血浆半衰期为3~4.5小时,但不同个体差异较大。50%经肝代谢,60%经肾排泄,48小时内50%由尿中排出,其余通过胆汁、粪便排出。②临床应用:适用于风湿性关节炎、强直脊柱炎、急性痛风关节炎、关节滑膜炎、关节囊炎、月经痛、偏头痛、胆绞痛,癌症发热以及其他不易控制的发热。因易发生严重不良反应,不能作为一般解热镇痛药使用。适于中度疼痛的控制。不宜首选作为抗风湿、类风湿治疗,只有在其他药物不能耐受或疗效差时使用。成人每次 25 mg,每日 2~3 次,餐中或餐后立即服,治疗风湿、类风湿时可每周递增 25 mg 至每日总量 100~150 mg。胶囊制剂可减少反应。市售栓剂每粒 100 mg,可每日 1~2 次,连用 10 日为 1 个疗程。③不良反应:35%~60%患者发生不良反应,20%患者可能被迫停药。最常见为胃肠道反应,可引起恶心、呕吐、厌食、腹泻,诱发或加重消化道溃疡、出血、穿孔。25%~60%患者可有中枢神经系统症状,如头痛、嗜睡、眩晕、幻觉、抑郁、精神失常等。对泌尿系统可加重已有肾损害,引起血尿、尿痛、尿频、肾功能减退。偶可引起肝功能损害,造成黄疸、转氨酶升高。可引起造血系统损害,造成粒细胞缺乏、血小板减少、再生障碍性贫血及凝血机制障碍等。可引起变态反应,如血管神经性水肿、皮疹、哮喘等,与阿司匹林交叉过敏。④注意事项:孕妇、哺乳期妇女、哮喘、上消化道溃疡、肾病、癫痫、精神患者禁用,幼儿及老年人慎用。与丙磺舒合用应减少吲哚美辛剂量以免中毒。避免与氨苯蝶啶合用,以免引起肾损害。避免与抗凝药、阿司匹林同时使用。

(三)双氯芬酸钠

双氯芬酸钠又名扶他林,为苯乙酸类消炎镇痛药钠盐制剂,其钾盐制剂亦有市售商品供应(凯扶兰)。①药理作用:通过抑制前列腺素、组胺及 5-羟色胺合成起到抗炎镇痛作用。口服易吸收,1~4 小时达峰浓度。经肝代谢,主要经肾排出,少量经胆汁从粪便排出,因排泄快速,不产生蓄积。②临床应用:适用于风湿性、类风湿性关节炎、骨关节炎治疗,创伤、手术后疼痛,神经痛及癌症疼痛的镇痛。有中等强度镇痛效果,其药效比吲哚美辛强约 2 倍。口服:成人每次 25~50 mg,每日 3 次,可在饭前服以减少胃部刺激。肌内注射:每次 75 mg,每日 1 次,应做臀肌深部注射。栓剂:50 毫克/次,每日 2 次。凝(乳)胶剂可外用涂敷患处。③不良反应:多数患者耐受本品,偶可见恶心、上腹不适等消化道症状,眩晕、头痛等神经系统症状,血管神经性水肿、皮肤红斑等变态反应。偶可致严重不良反应,如急性肾功能不全、急性重型肝炎、粒细胞缺乏及溶血性贫血等。④注意事项:胃肠道功能紊乱、消化道溃疡、肝肾功能不全患者及孕妇慎用。与糖皮质激素合用可能增加不良反应,应避免与阿司匹林、非甾体抗炎药、抗凝血药、甲氨蝶呤等合用,以免药物相互作用,产生不良后果。

三、其他镇痛药物

(一)卡马西平

卡马西平又名酰胺咪嗪。①药理作用:苯二氮类衍生物,结构与抗抑郁药阿米替林类似,是电压依赖性钠通道阻滞剂,延长动作电位兴奋期,对大脑皮层运动区有选择性抑制作用,可抑制癫痫病灶高频放电的扩散,抑制、阻滞中枢神经突触传递,因而具有抗癫痫、镇痛、抗心律失常效力,另可刺激抗利尿激素释放,加强远端肾小管水分全吸收,具有抗利尿作用。口服吸收缓慢且不完全,4～8小时达峰值,血浆半衰期14～29小时,75%～80%与血浆蛋白结合。在肝脏代谢,代谢物环氧化物具有抗惊厥活性。代谢物由肾脏排出。血药浓度超过10 μg/mL时出现中毒。②临床应用:20世纪60年代用于临床,对癫痫病部分性发作疗效较好,对大发作亦有效,常用于妇女、儿童自发性或症状性癫痫的首次治疗;对躁狂及抑郁症有治疗作用。可对抗地高辛中毒所致心律失常,治疗神经源性尿崩症。对原发三叉神经痛、舌咽神经痛效果较好,用药后24小时起效,约80%病例有效。可配合神经阻滞进行治疗。疼痛缓解后可调至合适剂量维持。长期应用时25%失效,疗程应控制在2～3个月内。作为镇痛剂使用可治疗三叉神经痛、舌咽神经痛、多发性硬化、急性特发性神经炎,预防偏头痛等。成人每次0.1 g,饭后用,开始每日2次,以后可每日或每2日增量0.1 g至有效,一般每日0.4～0.8 g,3～4次服完,一日极量1.2 g。如因漏服补服时不得一次服双倍剂量。③不良反应:约25%的患者发生不良反应,血药浓度超过6 μg/mL时可引起头晕、嗜睡、手指震颤,大剂量时可引起视力模糊、复视、共济失调、房室传导阻滞。胃肠道反应不常见,且较轻微,主要表现为恶心、呕吐、食欲不振、上腹部疼痛等。长期用药可诱发中毒性肝炎、一过性粒细胞减少及血小板减少、再生障碍性贫血、甲状腺功能减退、皮疹、剥脱性皮炎等。急性中毒时可致肌肉抽动、舞蹈样动作、共济失调、惊厥,反射消失、呼吸抑制、昏迷。④注意事项:用药应从小剂量开始,逐渐增量,大剂量时应监控血药浓度。治疗期间定期做血、尿常规及肝功能检查。妊娠头3个月、有房室传导阻滞或骨髓抑制史者禁用。孕妇、哺乳妇女、老年人及心、肝、肾疾病患者慎用。与口服抗凝血药,含雌激素避孕药、甲状腺素、奎尼丁、多西环素、环孢素、洋地黄素(地高辛除外)等合用时可使本品代谢加速,治疗失败。与抗抑郁药、大环内酯抗生素、异烟肼、西咪替丁、丙氧芬等合用时,因本品代谢受到抑制,血药浓度升高,易引起中毒。其他不宜合用的药物:对乙酰氨基酚、碳酸酐酶抑制药、氯磺丙脲、垂体后叶素、氯贝丁酯、锂盐、硫利达嗪、单胺氧化酶抑制药物等。

(二)苯妥英钠

苯妥英钠又名大仑丁。①药理作用:本品为电压依赖性钠钙离子通道调节剂,影响神经细胞膜的阳离子通透性,减少钠离子被动内流速率及钾离子外流,抑制钙离子转运系统,减少钙离子内流,导致细胞膜稳定,神经细胞兴奋阈值提高,从而阻止病灶发放的冲动向外发放及传播。同时还增加脑中抑制性递质,降低兴奋性递质含量,加强了 γ-氨基丁胺介导的突触前、突触后抑制。对神经细胞膜稳定作用是其治疗癫痫、神经痛、心律失常的药理基础。口服后 $30\%\sim97\%$ 被肠道缓慢吸收。成人 4~6 小时,儿童 2~6 小时达峰值,由于个体差异,达峰时间可在 2~12 小时波动。血浆半衰期 (24 ± 6) 小时。90% 与血浆蛋白结合,10% 以游离型存在,易于达到脑组织发挥药效。95% 在肝内代谢,经肝药酶作用而失活,代谢物与少量原型药主要经尿排出,5% 经唾液排出。肌内注射易沉淀于局部,5 小时吸收,24 小时达峰,与口服相比无优点,静脉注射血浆半衰期 10~15 小时。②临床应用:抗癫痫,适用于全身强直性发作,复杂部分性发作及单纯部分性发作。因起效慢,常用于预防癫痫复发及维持治疗,慢性癫痫停止发作后需经 6 个月减量过程,服用 2~4 年。作为镇痛剂治疗三叉神经痛,约 2/3 患者有效,服药后 1~2 天疼痛减轻,但长期服用仅 20% 患者有效,其疗效不如卡马西平、布洛芬。成人每次 $100\sim200$ mg,每日 2~3 次,初始从 300 mg/d 开始,每 2~4 周增加 50~100 mg/d 剂量,维持量 300~400 mg/d。成人可将全日量睡前一次服或分二次服。静脉注射时,剂量为 10~15 mg/kg,静脉注射速度不宜超过 50 mg/min。③不良反应:长期服用者至少 15% 发生不良反应。最常见的为食欲下降,恶心呕吐,$40\%\sim80\%$ 可能发生牙龈增生,为纤维细胞增生所致,如在用药头 6 个月注意口腔卫生,血药浓度适当,可控制牙龈增生发生率在 10% 以下。此外常见不良反应为头痛、困倦、幻觉、嗜睡及眩晕。急性中毒时可出现前庭性眼征(眼球震颤、眩晕及复视)及体位障碍,重者惊厥、昏迷。眼球震颤是轻度中毒最早、最可靠的客观体征,增加药量时应注意观察。长期应用可能引起骨髓抑制,巨幼细胞贫血,过敏性药疹、剥脱性皮炎,假性淋巴瘤,偶见恶性淋巴瘤,肝、肾功能损害。慢性中毒可致小脑萎缩。④注意事项:婴幼儿及妊娠初期、哺乳期妇女慎用。用药从小剂量开始,缓慢增量。因有效剂量与中毒剂量接近,甚至重叠,需监测血药浓度,使剂量个体化。人群中 9% 个体有遗传性羟基化过程缺陷,对苯妥英钠不能耐受,应予注意。用药过程中定时做血常规及肝功能检查,静脉注射时应做心电图、血压监测。Ⅱ-Ⅲ房室传导阻滞患者禁用。同时服用维生素 B_6、维生素 B_{12}、维生素叶酸可能减少并发症。下列药物合用易致苯妥英钠中毒:磺胺类、异烟肼、双香豆素,对氨水杨酸、环丝氨酸、氯丙嗪;下列药物可降低苯妥英钠血液浓度:卡马西平、抗生素、奎尼丁等。

第三节 促凝血药

促凝血药是能加速血液凝固或降低毛细血管通透性,使出血停止。促凝血药主要通过如下作用机制达到止血作用:①通过影响某些凝血因子,促进或恢复凝血过程而止血,如维生素K、凝血质、酚磺乙胺(止血敏)。②通过抑制纤维蛋白溶解系统而止血,即称抗纤溶药,如氨基己酸、氨基苯酸、氨基环酸等。③能降低毛细血管通透性,增加毛细血管壁抵抗性。如卡巴克洛(安络血)。④具有类凝血酶样作用及类凝血激酶样作用,促进凝血。如立止血(巴曲酶)。⑤物理化学的凝固促进剂:用于局部创面,能吸收血液而呈现止血作用。如吸收性明胶海绵、氧化纤维等。⑥其他止血药:云南白药等。

一、亚硫酸氢钠甲萘醌

亚硫酸氢钠甲萘醌又名维生素K_3。天然维生素K存在于苜蓿、菠菜、西红柿和鱼糜等中,其中维生素K_1、维生素K_2为脂溶性,其吸收有赖于胆汁的正常分泌,维生素K_3及维生素K_4均为人工合成品,为水溶性,其吸收可不依赖胆汁。亚硫酸氢钠甲萘醌为白色结晶性粉末,无臭或微臭,有引湿性,遇光易分解,易溶于水,几乎不溶于乙醇、乙醚等中,宜避光,干燥,凉处保存。

(一)药理作用

维生素K为肝脏合成凝血酶原(因子Ⅱ)的必需物质,还参与Ⅶ、Ⅸ、Ⅹ的合成,缺乏后可引起凝血因子合成障碍影响凝血过程而引起出血。此外还可通过阿片受体和内源性阿片样物质介导而呈现镇痛受体作用。吸收后随β脂蛋白转运,在肝内被利用。用药数日后才能使凝血酶原恢复正常。

(二)临床应用

临床上主要运用于阻塞性黄疸、胆瘘、慢性腹泻、广泛肠切除所致肠吸收功能不良、早产儿、新生儿低凝血酶原血症,香豆素类或水杨酸类过量以及其他原因所致凝血酶原过低等引起出血。亦可用于预防长期口服广谱抗生素类药物引起的维生素K缺乏症。对胆石症、胆道蛔虫症引起的胆绞痛有镇痛作用,大剂量可解救杀鼠药(敌鼠钠)中毒。①止血:肌内注射,每次2~4 mg,每日4~8 mg。防止新生儿出血,可在产前1周经孕妇肌内注射,每日2~4 mg。口服,每次 2～4 mg,每日 6～20 mg。②胆绞痛:肌内注射,每次 8～16 mg。③不良反应:可致恶心、呕吐等胃肠反应。较大剂量可致新生儿、早产儿溶血性贫血、高胆红素及黄疸。对患红细胞 6-磷酸脱氢酶缺乏症者,可诱发急性溶血性贫血。

(三)注意事项

注意事项包括:①可致肝损害、肝功能不良患者可改用维生素抗 K_1,肝硬化或晚期肝病患者出血使用本品无效。②禁忌与下列注射液配伍,如硫喷妥钠、环磷酰胺、垂体后叶素、水解蛋白、盐酸万古霉素、青霉素 G、异丙嗪、氯丙嗪等,也不宜与抗凝药并用。

二、氨基己酸

氨基己酸为白色或黄色结晶性粉末,能溶于水,其3.52％水溶液为等渗溶液。

(一)药理作用

氨基己酸能抑制纤维蛋白溶酶原的激活因子,使纤维蛋白溶酶原不能激活为纤维蛋白溶酶,从而抑制纤维蛋白的溶解。此外对纤维蛋白溶酶也有直接抑制作用。口服吸收完全,生物利用度为80％。2 小时左右血药浓度达峰值,有效血浓度为 13 μg/mL。$t_{1/2}$ 为 103 分钟,大部分以原形经尿排泄。

(二)临床应用

纤溶性出血,如脑、肺、子宫、前列腺、肾上腺、甲状腺等外伤或手术出血。对纤维蛋白溶酶活性增高所致的出血症有良好疗效。术中早期用药或术前用药,可减少手术中渗血,并减少输出量,亦用于肺出血、肝硬化出血及上消化道出血等。口服:成人每次 2 g,小儿 0.1 g/kg,每日 3～4 次,依病情服用7～10天或更久。静脉滴注:初用量 4～8 g,以 5％～10％葡萄糖或生理盐水 100 mL 稀释,15～30 分钟滴完,维持量为 1 小时 1 g,维持时间依病情而定,每日量不超过20 g,可连用 3～4 天。

(三)不良反应

不良反应偶见腹泻、腹部不适、结膜充血、鼻塞、皮疹、低血压、呕吐、胃灼热感及尿多等反应。

(四)注意事项

注意事项:①本品排泄较快,须持续给药,否则其血浆有效浓度迅速降低。②本品不能阻止小动脉出血,术中如有活动性动脉出血,仍须结扎止血。③本品从肾脏排泄,且能抑制尿激酶,可引起血凝块而形成尿路阻塞,故泌尿道手术后,血尿肾功能不全的患者慎用。④使用时剂量不宜过大,有血栓形成倾向或过去有栓塞性血管病者慎用。⑤静脉注射或静脉滴注,速度不宜太快,以防止发生低血压、心动过缓或其他心律失常。

三、酚磺乙胺

酚磺乙胺又名羟苯磺乙胺,常称止血敏或止血定,为白色结晶粉末,无臭,味苦,有引湿性,遇光易变质。易溶于水,溶于乙醇,微溶于丙酮中,不溶于氯仿或乙醚。

(一)药理作用

酚磺乙胺能增加血液中血小板数量,增强其聚集性和粘附性,促进血小板释放凝血活性物质,缩短凝血时间,加速血块收缩。亦可增强毛细血管抵抗力,降低毛细血管通透性,减少血液渗出,呈现止血作用。口服易吸收,静脉注射后1小时作用达高峰,作用维持4～6小时。

(二)临床应用

临床上用于预防和治疗外科手术出血过多,血小板减少性紫癜及其他原因引起的出血,如脑出血、胃肠道出血、泌尿道出血、眼底出血、牙龈出血、鼻出血等。通常可与其他类型止血药如氨甲苯酸、维生素 K 并用。①预防手术出血:术前 15～20 分钟静脉注射或肌内注射,每次 0.25～0.5 g,必要时 2 小时后再注射 0.25 g,每日 0.5～1.5 g。②治疗出血:成人,口服每次 0.5～1 g;儿童,每次 10 mg/kg,每日 3 次。肌内注射或静脉注射,也可与 5% 葡萄糖或生理盐水混合静脉滴注,每次 0.25～0.75 g,每日 2～3 次。必要时可根据病情增加剂量。

(三)注意事项

有报道静脉注射可发生休克。

第四节　局部麻醉药

局部麻醉药是指作用于神经末梢或神经干即能暂时性制止或阻滞神经冲动的产生和传递,从而产生神经末梢所在区域感觉麻痹或神经干支配区感觉及运动麻痹而不对神经造成损伤的药物,随着其作用消失,外周神经功能也即刻恢复。

从1884年首次将可卡因用于眼科手术局部麻醉,迄今已合成一系列具有局部麻醉效果的化学物质,结构上均由亲脂性芳香环、烷基中间链及亲水性胺基部分(叔胺基或仲胺基)构成,可分为酯类及酰胺类两大类。

局部麻醉药的作用机制与可逆性地封闭钠通路、抑制神经细胞膜除极化有关。在神经接受刺激时,神经细胞膜微孔开大对钠离子通透性增强,钠离子大量流入细胞内,出现除极化。局部麻醉药脂溶性芳香环部分可透入神经细胞膜,与膜形成可逆性的结合,堵塞微孔,影响钠离子流入细胞内,从而阻断除极,影响了冲动的产生与传导。

属酯类的局部麻醉药有普鲁卡因、丁卡因等,在体内部分为血浆中酯酶水解,部分在肝内代谢,可能形成半抗原,易引起过敏;酰胺类均在肝内降解,代谢产物无明显药理作用。药物在体内分布与器官组织的血液循环丰富程度有关,血循环丰富的器官分布较多。代谢产物一般由肾脏排出。

在局部麻醉药中加入肾上腺素,可收缩局部血管,减少局部麻醉药吸收,从而减少不良反应、延长局麻作用时间,增加神经阻滞强度。但部分患者可能出现肾上腺素引起的不良反应,如头晕、心动过速、焦虑烦躁、肌肉震颤等,应注意与局麻药引起的毒性反应相鉴别。

按局部麻醉药的应用方式不同,局部麻醉可有以下5种类型。①表面麻醉:一般是将局部麻醉药涂布于黏膜表面,穿过黏膜麻醉神经末梢产生无痛状态。②浸润麻醉:注射局部麻醉药物于组织内,直接麻醉注射区域神经末梢。③传导麻醉:注射局部麻醉药于神经干附近,阻滞神经干传导功能,使其支配区组织达到麻醉效果。④硬膜外麻醉:注射局部麻醉药于硬膜外腔中,使其沿神经鞘扩散,穿过椎间孔阻断神经根传导功能。⑤蛛网膜下腔麻醉:又称腰麻,是将局部麻醉药物注射于腰椎蛛网膜下腔中,麻醉该区脊神经根。

局部麻醉药物过量中毒主要影响中枢神经系统和心血管系统,也可引起过敏、正铁血红蛋白血症等。

中枢神经系统中毒的表现轻时为镇静、头昏、痛阈提高,稍重表现为眩晕、抽搐、痉挛性惊厥,继而转入昏迷、呼吸衰竭。心血管系统的中毒可表现为心肌收缩力降低,传导速度下降、心搏微弱、心排出量降低、室性早搏增多,室颤,节前纤维麻痹,可致血管扩张血压剧降。心血管系统虚脱可致死亡。变态反应轻者可表现为皮疹、血管神经性水肿、关节疼痛、重者可表现为支气管痉挛、血压下降、甚至引起心脏骤停。正铁血红蛋白达 30% 以上时应按急诊处理,否则也可危及生命。

临床应用时应采取最低有效浓度、最小剂量和个体化原则,医师应熟悉所用局部麻醉药物的性能,可能发生的不良反应等必要知识。用药前注意询问病史、准备好抢救药品和抢救设施,缓慢注射,边注射边观察患者临床状况,一旦出现毒性反应预兆,及时停药,对危及循环呼吸系统的重症组织有效的抢救。

一、组织浸润及神经干阻滞局部麻醉药

(一)普鲁卡因

普鲁卡因又名奴弗卡因。①药理作用:属对氨基甲酸酯类,临床应用其盐酸盐。在组织内扩散力差,有扩血管作用。注射后 1～3 分钟起麻醉作用,持续 30～60 分钟后麻醉效果迅速消失,属短效局麻药。不能穿透皮肤、黏膜,故无表面麻醉作用。注射剂量过大或短时间内经静脉大量注射药物,血液浓度 6 μg/mL 以上时,可引起中毒反应。偶有引起变态反应者。静脉滴注速率为 1 mg/(kg·min) 时,其镇痛作用相当于 15 mg 吗啡的镇痛效应,对中枢系统有抑制作用,可作为静脉复合或静吸复合全麻用药。药物进入人体后大部分被血浆胆碱酯酶水解生成双氨基苯甲酸和二乙基氨基乙醇,前者 80%,后者 30% 经肾排出;后者 70% 被肝脂酶水解。少量进入体内的普鲁卡因由肝脏代谢。代谢产物多由肾脏排出。浓度愈大,吸收愈快,但浓度超过 5% 时可引起局部神经损伤、神经炎、神经坏死。加入 1/20 万肾上腺素后,麻醉时间延长 20% 以上。②临床应用:浸润麻醉常用浓度 0.25%～0.5%,成人一次剂量不超过 500 mg 为宜(加 1/20 万肾上腺素后用量可酌增),极限量 1.0 g。新生儿浓度宜用 0.125%,1 岁以下婴儿宜 0.25%,一次剂量不超过 5 mg/kg 为宜。阻滞麻醉常用浓度 1%～2%,加入肾上腺素的浓度及剂量同浸润麻醉。蛛网膜下腔麻醉常用浓度 3%～5%,宜与麻黄碱联合应用,以对抗其扩张外周血管、血压降低的作用。一次量不宜超过 150 mg。静脉复合麻醉在麻醉诱导后施行,以 1 mg/(kg·min) 速率滴注安全有效。③不良反应:注射速度过快、剂量过大或直接注入静脉时可引起中毒反应,轻者表现为耳鸣、目眩、头晕、烦躁,恶心、出汗、脉速而弱,血压正常或轻度下降。重者首先表现为兴奋、谵妄、眼球震颤、肌肉抽搐、惊厥,救治不及时可转为抑制、昏迷,可伴有房室及束支传导阻滞,周围血管扩张,心搏量减少,血压降低,发绀、呼吸困难。心血管系统及呼吸系统的衰竭可致患者死亡。偶见过敏性皮炎、过敏性休克及正铁血红蛋白血症的报告。④注意事项:如患者有药物过敏史、过敏体质者

可做普鲁卡因皮试,注射 0.25%普鲁卡因 0.1 mL 于一侧前臂屈侧皮内形成皮丘,另一侧相应部位注射生理盐水对照,15~20 分钟观察结果。局部无红斑或硬结判为阴性,红斑或硬结<5 mm 可疑阳性,5~9 mm 为阳性,≥10 mm 为强阳性。皮试阴性并不能完全排除过敏的可能性,需要在用药时注意观察患者。可改为应用酰胺类的利多卡因。一次应用肾上腺素量不宜超过 0.3 mg,高血压、心脏病、心功能不全时禁用肾上腺素。其代谢产物对氨基苯甲酸对抗磺胺药的抗菌作用,故不宜与磺胺合用。代谢产物二乙氨基乙醇可增强洋地黄作用,已用足量洋地黄者忌用。水溶液不稳定,曝光、久贮(3~6 个月)、受热易变黄、高压蒸气消毒效能降低。

(二)利多卡因

利多卡因又名赛罗卡因。①药理作用:利多卡因为酰胺类,水溶液稳定,可反复煮沸消毒或高压灭菌。与普鲁卡因相比较,其药效强度大 1 倍,属中效局部麻醉药。在均为 0.5%溶液时其毒性与普鲁卡因相当,在均为 1.0%溶液时,利多卡因大 0.4 倍,在均为 2.0%溶液时,利多卡因大 1 倍。本品作用时间可长达 1.5~2 小时,如加肾上腺素后可延至 4 小时。穿透性及扩散性强,可穿透黏膜,注射于组织中扩散迅速,扩血管作用不明显。对中枢神经系统有抑制作用,低浓度时使患者镇静、嗜睡、痛阈提高。血浓度>5 μg/mL 时可引起惊厥。静脉适量使用时,可降低心肌自律性,有抗室性心律失常作用。血药浓度增高时可使心脏传导速度减慢,引起房室传导阻滞,抑制心肌收缩力,使心排出量减少。进入体内的药物经肝微粒体酶降解,再由酰胺酶水解。代谢物主要随尿排出,少量从胆汁排出。②临床应用:表面麻醉,4%溶液(幼儿 2%)用于口、咽、气管黏膜麻醉,起效时间 5 分钟,维持 15~30 分钟,一次量<200 mg。浸润麻醉常用浓度 0.5%~1%,显效时间 1~3 分钟,维持 120 分钟,加肾上腺素后可至400 分钟,因毒性较大,易于吸收,应慎用。一般不宜超过 5 mg/kg,极量 400 mg。阻滞麻醉常用浓度 1%~2%,显效时间 5 分钟,维持 120~150 分钟,一次量不超过 400 mg。硬膜外麻醉常用浓度与剂量为 1% 20~30 mL或 2% 10~15 mL,显效时间 8~16 分钟,维持时间 90~120 分钟。抗心律失常,室性心动过速或频发室性期前收缩时 1 分钟内推注本品 1 mg/kg,继续以0.1%浓度滴注,每小时不宜超过100 mg,一次总剂量一般不超过 4.5 mg/kg,小儿常用 0.25%~0.5%浓度,一次量不超过 4~4.5 mg/kg。③不良反应:发生毒性反应的机会比普鲁卡因多,变态反应的机会则小于普鲁卡因。静脉输入本品速度过快可能引起惊厥、中枢深度抑制。误入静脉或注射大剂量可导致心脏骤停。④注意事项:因扩散性强,不

宜用作蛛网膜下腔麻醉。有肝功能严重不全、癫痫大发作史者慎用。有室内传导阻滞、完全房室传导阻滞者慎用或不用。

（三）布比卡因

布比卡因又名丁哌卡因。①药理作用：酰胺类局麻药，其盐酸水溶液稳定，耐高压蒸汽消毒。局麻时间比普鲁卡因长 8～10 倍，持续时间比利多卡因长 1 倍，为长效、强效局麻药，但显效时间略长，为 5～7 分钟。毒性为利多卡因的 3～4 倍。对感觉神经局麻效果好，但对运动神经纤维作用微弱。无血管扩张作用，不产生高铁血红蛋白，对心血管系统功能无影响，但剂量过大时可引起中枢神经系统与循环系统严重中毒反应。进入体内的药物 70%～95% 与血浆蛋白结合，消除半衰期 8 小时。在肝脏代谢，经肾脏排出。②临床作用：表面麻醉常用 0.3%～0.5% 软膏。浸润麻醉常用浓度 0.125%～0.25%，一次剂量 2～3 mg/kg 为宜。阻滞麻醉常用浓度 0.25%～0.5%。显效时间 5～7 分钟，15～25 分钟达到最大效果，持续 5～6 小时。硬膜外阻滞麻醉常用浓度 0.5%～0.75%，显效时间 5～7 分钟，15～20 分钟达高峰，持续时间 3～5 小时。上述各种用药方式中，一次量均不宜超过 200 mg。③不良反应：较少见，但过量或误入血管，由于其对钠通道阻滞时间长，可造成严重心律失常、室颤、循环衰竭乃至心搏停止，一旦发生心血管意外，特别是心搏停止时复苏困难。抢救时忌用利多卡因。故成人一次量或 4 小时内剂量最好控制在 150 mg 以内，并可加入肾上腺素，减慢吸收速度。④注意事项：肝、肾功能严重不良、低蛋白血症禁用，孕妇及儿童慎用。勿直接注入血管。

（四）丙胺卡因

丙胺卡因又名波瑞罗卡因。①药理作用：酰胺类局麻药，化学结构及药理性质均与利多卡因相似，其盐酸盐水溶液稳定，可高压灭菌。既作用于神经膜，又能作用于钠通道轴浆侧受体。与利多卡因相比，起效略慢，但持续时间略长，毒性小 1/3。为中效局麻药，麻醉效能为普鲁卡因的 3 倍，血浆蛋白结合率 55%。②临床应用：用于浸润麻醉、神经阻滞麻醉及硬膜外麻醉，尤适用于不能使用肾上腺素者。浸润麻醉浓度 0.5%～1.0%，起效时间 1～2 分钟，作用持续 1～1.5 小时。神经阻滞麻醉浓度 1.0%～4.0%，起效时间 5 分钟，作用持续 2～3 小时。硬膜外麻醉浓度 2.0%～3.0%，起效时间 5～12 分钟，作用持续 1.5～2 小时。上述各种麻醉方式一次最大量均为 600 mg。③不良反应：代谢产物可与血红蛋白结合，使其转化为正铁血红蛋白，引起正铁血红蛋白血症。正铁血红蛋白含量达

3~5 g/dL 时,可引起乏力、头痛、眩晕、发绀、心动过速,对婴儿及心肺功能不全者可造成不良后果。发生正铁血红蛋白血症时可用亚甲蓝解救。④注意事项:产妇、贫血、先天性正铁血红蛋白血症患者禁用;孕妇及婴儿和心肺疾患者慎用。

(五)阿替卡因

盐酸阿替卡因通用名称为复方盐酸阿替卡因注射液。①药理作用:酰胺类局麻药,与利多卡因比,易于在组织内扩散,局麻效能强,起效快(起效时间约 4 分钟),持续时间长(局部浸润时麻醉效果持续约 2.4 小时),毒性比利多卡因低,变态反应少见。适用于浸润麻醉。制剂中含微量肾上腺素(1/10 万)。②临床应用:适于拔牙、牙髓及牙周治疗的浸润麻醉,市售制剂 4% 浓度,每支 1.7 mL。一次注射量 0.8~1.7 mL,注射速度 1.7 mL/min。成人一日最大剂量 7 mg/kg,儿童一日最大剂量 5 mg/kg。③不良反应:因含有微量亚硫酸盐可能引起过敏性休克,因含肾上腺素可能引起头痛、眩晕、心动过速。④注意事项:凡 4 岁以下儿童、高血压、严重肝功能不全、心律失常、卟啉症(紫质症)及胆碱酯酶缺乏、甲状腺功能亢进及窄角性青光眼患者禁用。糖尿病及应用单胺氧化酶抑制剂者慎用。勿注射过速,勿注入血管。

二、表面麻醉用药物

将局麻药涂布于黏膜或裸露创面产生局部无痛状态,称为表面麻醉。常用表面麻醉用药物有酯类的丁卡因、苯唑卡因等,酰胺类的利多卡因、地布卡因以及达克罗宁等。

(一)丁卡因

丁卡因又名地卡因。①药理作用:对氨苯甲酸衍生物,属酯类局麻药。由于具有很好的脂溶性,穿透力强,吸收迅速,作表面麻醉效果好。其水溶液不稳定,贮存 6 个月以上或高压蒸气消毒 2~3 次极易分解,冷藏保存期也不能超过一年。溶液变浑浊时即不能再使用。与普鲁卡因相比,其作用强 5~16 倍,为长效局麻药。毒性也大 10~20 倍。有扩张血管的作用,对中枢神经系统及心脏有较强的抑制作用,中毒时可引起心泵衰竭,心搏停止。进入体内后为血浆胆碱酯酶水解,代谢物由肾脏排出,极少量以原形从尿排出。②临床应用:主要作黏膜表面麻醉使用,常用浓度 1%~2%,一次用量 40~60 mg,起效时间 1~3 分钟,维持 30~60 分钟,浓度为 0.25%~0.5% 时适用于眼科,一次最大量 40~60 mg。每毫升药液中加入 0.1 μg 肾上腺素可延缓吸收。硬膜外麻醉常用浓度 0.2%~0.3%,一次用量 40~60 mg,常与利多卡因混合应用。③不良反应:发生一过性皮疹的机会高于普鲁卡因。经黏膜大量吸收或误入血管可致中毒,引起惊厥,心跳停止。④注意事项:先使用少量,观察 5 分钟,如无不良反应时再追加至预定剂量,但严格掌握不得超过一次最大剂量,并应严密观察患者。避免浸润麻醉,禁忌静脉注射。代谢产物为对氨基苯甲酸,可降低磺胺类药物效能,应避免合用磺胺。

(二)达克罗宁

达克罗宁又名达可隆。①药理作用:在芳香环上带有 $4-C_4H_9O$ 基团,非酯类、非酰胺类局麻药,黏膜穿透力强,外用安全,可作表面麻醉使用。抑制触觉、压觉及痛觉。作用迅速、持久。但因对组织刺激性强,不适于注射。②临床应用:黏膜麻醉用浓度 0.5%～1%,皮肤止痛、止痒用 0.5% 乳膏或 1% 软膏,或 0.5% 溶液喷雾,一次量不超过 100 mg。应密闭、避光保存于 15～30 ℃ 环境中。

(三)苯佐卡因

苯佐卡因又名对氨基苯甲酸乙酯。①药理作用:酯类局麻药,因水中溶解极微,吸收少,可做皮肤黏膜表面使用,其作用机制为引起神经膜膨胀,改变膜结构,达到麻醉效果。局部麻醉作用比普鲁卡因弱,毒性为可卡因的 1/20～1/10。②临床应用:5%～10% 苯佐卡因软膏可用于小面积烧伤、皮肤擦伤,皮肤晒斑、瘙痒;20% 气雾液用于皮肤、黏膜;5% 或 20% 凝胶用于牙龈患处;栓剂(含苯佐卡因 0.2～0.3 g)可用于痔疮。③不良反应:敏感者可发生全身中毒反应。3 岁以下小儿使用时可能发生正铁血红蛋白血症。与丁卡因交叉过敏,对普鲁卡因也可交叉过敏。

第五章

牙体硬组织疾病

第一节 龋 病

龋病是在以细菌为主的多种因素影响下,牙体硬组织发生的慢性进行性破坏的一种疾病。随着龋病的发展,牙体硬组织出现有机物脱矿、无机物崩解,最终导致牙体硬组织的缺损,形成龋洞,其临床特征是牙体硬组织由表及里的色、形、质的改变。本节将分别叙述龋病的临床特点、诊断、鉴别诊断和治疗要点。

一、分类及临床表现

龋病的临床分类方法多样,其中,依据病变损害程度的分类,简单、易掌握,是最常用的临床分类方法。

(一)按病变损害的程度分类

1.浅龋

发生于冠部釉质或根面牙骨质及始发于根部牙本质层的龋损。牙冠的浅龋又分为窝沟和平滑面龋,窝沟龋的早期表现为龋损部位色泽变黑,色素沉着区下方为龋白斑呈白垩色改变。探针检查时有粗糙感或挂钩感。平滑面龋早期一般呈白垩色点或斑,随着时间的延长和龋损的继续发展,可变为黄褐色或褐色斑点。临床一般无自觉症状,需要常规检查才能发现。

2.中龋

龋损进展至牙本质浅层或中层。临床可形成龋洞,牙本质因色素侵入呈黄褐色或深褐色,患者对冷、热、酸、甜刺激可有酸痛或敏感等主观症状。

3.深龋

龋损进展至牙本质深层。临床上可见较深的龋洞,易被探查。但位于邻面的深龋洞以及有些隐匿性龋洞,外观仅略有色泽改变,洞口很小而病变进展很深,临床检查较难发现。患牙对各种刺激均较敏感,遇冷、热和化学刺激时,产生的疼痛较中龋时更加剧烈。

(二)按病变发展速度分类

1.急性龋(湿性龋)

病变进展较快,数月即可出现牙齿缺损,形成龋洞。临床多见于儿童或青少年。洞内龋坏组织颜色较浅,呈浅黄色,质地较软且湿润,使用挖器易大片去除。由于病变进展速度快,牙髓组织来不及形成修复性牙本质或形成较少,如未得到及时治疗,常易发生牙髓炎症。

2.猖獗龋(猛性龋)

猖獗龋是急性龋的一种特殊类型。起病急骤,进展迅速,表现为短期内多数牙、多个牙面同时患龋。洞内龋坏牙本质很软,几乎不变色,釉质表面有多数弥散性白垩色病变。多见于全身系统疾病、Sjogren综合征及头颈部肿瘤接受放射治疗的患者,由于唾液腺损害而致唾液腺分泌量减少,又未注意口腔清洁保健而导致龋的发生。

3.慢性龋(干性龋)

病程进展慢,龋坏组织染色深,呈棕黑色或棕褐色,龋坏牙本质较干硬,探针常不能插入。由于进展缓慢,容易形成对牙髓有保护作用的修复性牙本质。成年人及老年人的龋损多属此类型。

4.静止龋

龋病发展过程中,由于病变区周围环境的改变,使隐蔽部位变得开放,原有致病条件发生了改变,龋病不再继续发展,损害仍保持原状,这种龋损称为静止龋,也是一种慢性龋。可见于邻牙拔除后的邻面釉质龋,还可见牙齿咬合面龋损,咀嚼作用可能将龋病损害部分磨平,菌斑不易堆积,病变停止,探针硬而光滑。

二、诊断

(一)诊断方法

1.问诊

通过对患者的病史和主诉症状的询问,了解个体与龋病发生相关的口腔局部和全身健康状况,有利于辅助诊断和制订诊疗计划。

2.视诊

观察牙面有无黑褐色改变和失去光泽的白垩色斑点,有无龋洞形成。当怀疑有邻面龋时,注意观察邻面边缘嵴区有无釉质下的墨渍变色或有无可见龋洞。视诊应对有无龋损、病变的牙面、部位、涉及的范围程度得出初步印象。

3.探诊

利用尖头探针对龋损部位及可疑部位进行检查。探测牙面有无粗糙、钩挂或插入的感觉。探查洞底或牙颈部的龋洞是否变软、酸痛过敏,有无剧烈探痛,还可探查龋洞部位、深度、大小、有无穿髓孔等。

4.叩诊

龋病本身并不引起牙周组织和根尖周围组织的病变,故叩诊反应应为阴性。若患龋牙出现叩痛,应考虑出现牙周及根尖周病变。邻面龋、继发龋或潜行性龋等隐匿性龋损不易用视诊和探针查出时,可拍X线片进行辅助检查。临床常用根尖片和咬翼片,龋损区在X线片上显示透射影像。此外,还可通过X线片判断龋洞的深度及其与牙腔的关系(图5-1)。

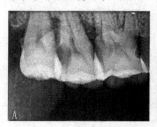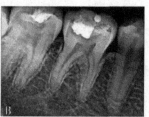

图 5-1　龋病根尖片辅助诊断

A.16、17 近远中邻面龋;B.46 𬌗面继发龋

5.温度刺激试验

主要用冷诊检查,可用冷水刺激检查患牙,以刺激是否迅速引起尖锐疼痛,刺激去除后是否立即消失或存在一段时间来判断病情。温度诊对龋病诊断,特别是深龋很有帮助。

6.牙线检查

早期邻面龋损,探针不易进入,可用牙线自咬合面滑向牙间隙,然后自颈部拉出,检查牙线有无变毛或撕断的情况。如有,提示存在龋病。

7.光纤透照检查

利用光导纤维透照系统对可疑患牙进行诊断,尤其对前牙邻面龋诊断甚为有效,可直接看出龋损部位和病变深度、范围。

8.化学染色

化学染色是使用染料对可疑龋坏组织染色,通过观察正常组织与病变组织不同的着色诊断龋坏,临床常用1%的碱性品红染色。

(二)诊断标准

临床上最常使用的诊断标准,一般按病变程度分类进行。

1.浅龋

位于牙冠部,为釉质龋,又分为窝沟龋和平滑面龋。若发生于牙颈部,则为牙骨质龋。患者一般无主观症状。釉质平滑面龋一般呈白垩色或黄褐色斑点,探诊时有粗糙感。窝沟龋龋损部位色泽变黑,探诊有钩挂感。邻面的平滑面龋早期不易察觉,应用探针或牙线仔细检查,X线片可做出早期辅助诊断,可看到釉质边缘锐利影像丧失,釉质层出现局部透射影像(图5-2A)。

2.中龋

患者对冷热酸甜,尤其酸甜刺激时有一过性敏感症状,刺激去除后症状立即消失。可见龋洞,窝沟处龋洞洞口小底大,洞内牙本质软化,呈黄褐或深褐色,探诊可轻度敏感。邻面中龋可于殆面边缘嵴相应部位见到三角形黑晕,X线片可见釉质和牙本质浅层的透射影像(图5-2B)。

3.深龋

患者有明显的冷热酸甜刺激症状和食物嵌入引起的一过性疼痛,但无自发痛。临床上可见深大的龋洞,窝沟处的深龋洞口开放,易被探查。邻面的深龋洞以及有些隐匿性龋洞,外观仅略有色泽改变,洞口小而病变进展很深,临床检查较难发现,应结合患者主观症状,仔细探查。X线片可辅助判断龋损范围和与牙髓腔的距离,易于确诊(图5-2C)。

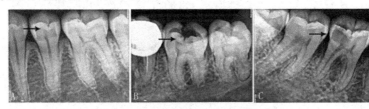

图5-2　不同程度龋损的X线影像
A.浅龋;B.中龋;C.深龋

(三)鉴别诊断

1.浅、中龋与釉质发育异常性疾病的鉴别

(1)釉质矿化不全:表现为白垩状损害,表面光洁,白垩状损害可出现在牙面任何部位,而浅龋有一定的好发部位。

(2)釉质发育不全:是牙发育过程中成釉器的某一部分受到损害所致,可造成釉质表面不同程度的实质性缺陷,甚至牙冠缺损。釉质发育不全时也有白垩色或黄褐色斑块的改变,但探诊时损害局部硬而光滑,病变呈对称性,这些特征均有别于浅龋。

(3)氟牙症:又称斑釉牙、氟斑牙。受损牙面呈白垩色至深褐色横纹或斑块,也可合并釉质凹陷状缺损。患牙为对称性分布,地区流行情况是与浅龋相鉴别的重要参考因素。

2.深龋的鉴别诊断

(1)可复性牙髓炎:患牙常有深龋、牙隐裂等接近牙腔的牙体硬组织病损、深的牙周袋或咬合创伤。遇冷热酸甜刺激时,患牙出现一过性疼痛反应,尤其冷刺激更为敏感。无叩痛,没有自发性疼痛。与深龋难以区别时,可先按可复性牙髓炎进行安抚治疗。

(2)慢性闭锁性牙髓炎:患者可有长期冷热刺激痛史和自发痛史。冷热温度刺激引起的疼痛反应程度重,持续时间较长。常有叩诊不适或轻度叩痛。根尖片有时可见根尖部牙周膜间隙轻度增宽。

三、治疗

龋病的治疗目的是终止病变发展,保护牙髓,恢复牙齿形态和功能,维持与邻近软硬组织的正常生理解剖关系。龋病的治疗原则是针对龋损的不同程度,采用不同的治疗方法。龋病的治疗包括非手术治疗和修复治疗。其中,非手术治疗是针对牙齿早期龋的一种保守疗法,包括药物治疗、再矿化治疗等;修复治疗包括直接修复技术(银汞合金充填术、树脂充填术等)和间接修复技术(嵌体、瓷贴面、全冠等)。

(一)非手术治疗

非手术治疗是采用药物或再矿化等技术终止或消除龋病的治疗方法。

1.药物治疗

(1)适应证:①恒牙平滑面早期釉质龋,尚未形成龋洞者。②致龋环境已消失的静止龋。③接近替换期的乳前牙邻面浅龋及乳磨牙龈面广泛性浅龋。

(2)治疗方法。①常用的氟化物:有75%氟化钠甘油糊剂、8%氟化亚锡溶液、酸性磷酸氟化钠(APF)溶液、含氟凝胶及含氟涂料等。氟化物对软组织无腐蚀性,不使牙变色,安全有效,前后牙均可使用。②治疗方法:用橡皮杯等清除牙面的菌斑和牙石,隔湿,干燥患区牙面;用浸有氟化物的小棉球或者小毛刷反复涂擦患处1~2分钟,如用含氟涂料则不必反复涂擦;根据患龋病情和效果可连续多次涂擦。③治疗要点:专业氟化物浓度较高,不可让患者吞食。治疗后半小时内避免进食或漱口。

2.再矿化治疗

(1)适应证:①光滑面早期龋,白垩斑或褐斑。②龋易感者可做预防用。③急性龋、猖獗龋充填修复治疗时的辅助药物。

(2)治疗方法。①局部应用:适用于个别牙齿的再矿化。先清洁牙面,隔湿,干燥牙面;再将浸有再矿化液的棉球或棉片湿敷于患处,每次放置15分钟,每日1次,连续15~20次为一疗程;可连续做2~3个疗程,各疗程间隔1周。②含漱:适用于全口多个牙齿再矿化的家庭治疗。正规细致刷牙后,用再矿化液含漱,每次3~5分钟,每日3次。再矿化液含漱建议在餐后进行,漱后2小时内不要进食。

(二)直接修复技术

1.银汞合金充填术

(1)适应证:①Ⅰ、Ⅱ类窝洞的充填。②后牙Ⅴ类洞,特别是可摘义齿的基牙修复。③对美观要求不高患者的尖牙远中邻面洞,龋损未累及唇面,偶尔也用于下前牙邻面洞。④大面积龋损时配合附加固位钉的修复或冠修复前的牙体充填。

(2)操作流程(图5-3)。

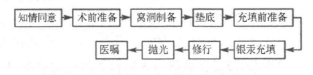

图5-3 银汞合金充填术操作流程

(3)治疗要点:①应采用无痛治疗技术,术区的清洁与隔离推荐使用橡皮障。②遵循窝洞制备原则,根据窝洞形状设计和修整窝洞外形及边缘,制备抗力形和固位形。因银汞合金边缘韧性较差,脆性大,洞面角应制备为90°,使银汞合金充填体和牙体组织获得最大强度。③中等深度的窝洞(洞底距牙腔的牙本质厚度>1 mm),可采用聚羧酸锌粘固剂或玻璃离子粘固剂单层垫底;近髓深洞,应用氢氧化钙粘固剂覆盖近髓洞底,再用聚羧酸锌、磷酸锌或玻璃离子粘固剂,双层垫底至标准深度。④银汞合金充填前应调磨对殆牙或邻牙异常高陡的牙尖斜面或边缘嵴,对双面洞和复杂洞应放置成形片和楔子。⑤遵循少量、多次的充填原则,少量、分次输送银汞合金,每次厚度不超过 1 mm;复面洞应先充填邻面,先用小头充填器将点、线、角及倒凹、固位沟处压紧,后用大头充填器逐层填压至略超填。⑥充填后 20 分钟内采用雕刻器对银汞合金刻形,恢复牙的功能外形、边缘嵴、邻面正常突度和邻接关系等;同时应调整咬合,使充填体与对𬌗牙恢复正常的咬合关系,嘱咐患者勿用患侧咀嚼,24 小时后进行打磨抛光。

2.复合树脂充填术

(1)适应证:复合树脂可用于临床上大部分的牙体缺损修复。其广义的适应证包括以下几项:①Ⅰ~Ⅵ类窝洞的修复。②冠底部和桩核的构建。③窝沟封闭或预防性修复。④美容性修复,如贴面、牙外形修整、牙间隙封闭。⑤粘接间接修复体和暂时性修复体。

(2)操作流程(图 5-4)。

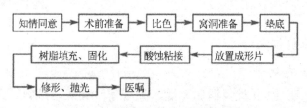

图 5-4　复合树脂充填术操作流程

(3)治疗要点:①比色应在自然光下进行,不要长时间凝视牙或比色板,避免产生视觉疲劳,比色时先确定色系,再确定牙的彩度和明度。②预备洞缘,除根面窝洞的洞缘角为 90°外,其他部位的釉质洞缘应>90°,预备釉质斜面,增加树脂黏结力,窝洞深度根据病损深度而定,不需统一。③通常不需衬底,如果牙体预备后近髓或牙髓暴露,则需要使用氢氧化钙盖髓剂间接或直接盖髓,然后用玻璃离子粘固剂封闭盖髓区,防止随后的酸蚀剂对氢氧化钙的溶解作用。④一次酸蚀粘接法适用于只涉及釉质或釉质面积较大的修复,如前牙Ⅳ类洞、贴面修复等;二次酸蚀粘接法适用于同时涉及釉质和牙本质的窝洞。⑤充填原则是控制厚度,分层充填。第一层树脂的厚度应在 1 mm 内,以后每层树脂的厚度不要超过 2 mm。在充填技术中,整块填充适用于深度<2 mm 的浅窝洞,水平逐层充填适用于前牙唇面充填和后牙窝洞髓壁的首层充填,斜向逐层填充技术产生的聚合收缩最小,是后牙窝洞充填的首选技术。

第二节 着 色 牙

一、氟牙症

氟牙症又称氟斑牙或斑釉牙,具有地区性分布特点,我国氟牙症流行区很多。氟牙症为慢性氟中毒早期最常见且突出的症状。氟中毒除了影响牙齿外,严重者同时患氟骨症,应引起高度重视。

(一)临床表现

(1)氟牙症临床表现的特点是在同一时期萌出牙的釉质上有白垩色到褐色的斑块,严重者还并发釉质的实质缺损。临床上常按其程度分为白垩型(轻度)、着色型(中度)和缺损型(重度)3 种类型。①白垩型:牙面失去光泽,出现不透明斑块。②着色型:牙面出现黄色、黄褐色或棕褐色。③缺损型:除以上改变外,牙面出现浅窝或凹坑状缺损或因磨损使牙失去正常外形。

(2)多见于恒牙,发生在乳牙者甚少,程度亦较轻。这是由于乳牙的发育分别在胚胎期和婴儿期,而胎盘对氟有一定的屏障作用。但如氟摄入量过多,超过胎盘筛除功能的限度时,也能不规则地表现在乳牙上。

(3)对摩擦的耐受性差,但对酸蚀的抵抗力强。

(4)严重的慢性氟中毒患者,可有骨骼的增殖性变化,骨膜、韧带等均可钙化,从而产生腰、腿和全身关节症状。急性中毒症状为恶心、呕吐、腹泻等。

(二)鉴别诊断

牙釉质发育不全的鉴别诊断见表 5-1。

表 5-1 牙釉质发育不全的鉴别诊断

鉴别项目	釉质发育不全	氟牙症	四环素牙
病史	牙齿发育矿化期,感染等疾病史	牙齿发育矿化期,高氟地区居住史	牙齿发育矿化期,四环素族药物服用史
病因	全身疾病、营养障碍、严重的乳牙根尖周炎	饮水或食物中摄入过量的氟	服用四环素族药物
临床表现	矿化不良:无釉质缺损;发育不良:有釉质缺损,与时间有关联	白垩色;着色,褐色至灰黑色,可伴有缺损	着色在牙本质层;可伴有釉质缺损

续表

鉴别项目	釉质发育不全	氟牙症	四环素牙
缺损情况	带状或窝状	窝状	窝状
累及牙齿	恒牙	恒牙,很少累及乳牙	恒牙,也可累及乳牙
治疗	复合树脂;烤瓷冠/全瓷冠	外漂白;复合树脂、烤瓷冠/全瓷冠	复合树脂;烤瓷冠/全瓷冠

(三)防治原则

最理想的预防方法是选择新的含氟量适宜的水源。对已形成的氟牙症可用磨除、酸蚀涂层法、复合树脂修复和烤瓷冠或全瓷冠修复等方法处理。

(四)治疗

1.磨除、酸蚀涂层法

用于釉质染色牙面(图 5-5)。

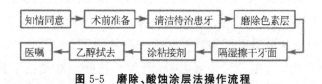

图 5-5　磨除、酸蚀涂层法操作流程

2.复合树脂修复法

用于釉质缺损牙面(图 5-6)。

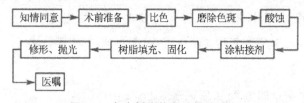

图 5-6　复合树脂修复法操作流程

二、四环素牙

牙齿发育矿化期间服用了四环素族药物,使牙齿的颜色和结构发生改变的疾病称为四环素牙。

(一)临床表现

根据四环素牙的形成阶段、着色程度和范围,可将其分为以下4个阶段。

1.第一阶段(轻度四环素着色)

整个牙面呈现黄色或灰色,且分布均匀,没有带状着色。

2.第二阶段(中度四环素着色)

牙着色的颜色由棕黄色至黑灰色。

3.第三阶段(重度四环素着色)

牙表面可见到明显的带状着色,颜色呈黄灰色或黑色。

4.第四阶段(极重度四环素着色)

牙表面着色深,严重者可呈灰褐色,任何漂白治疗均无效。

(二)防治原则

为防止四环素牙的发生,妊娠和哺乳的妇女以及 8 岁以下的儿童不宜使用四环素类药物。着色牙可通过光固化复合树脂修复、烤瓷冠修复或漂白等方法进行治疗。

(三)治疗

诊室漂白术使用的药物大多为强氧化剂,如 30% 过氧化氢、10%～15% 过氧化尿素等药物,置于牙冠表面进行漂白。在放置药物的同时还可辅助加用激光照射、红外线照射、冷光源照射等方法增加脱色效果。

1.适应证

适用于无实质缺损的氟斑牙,轻、中度四环素牙,外染色牙和其他原因引起的轻、中度变色牙,而且主要适用于活髓牙。

2.方法及步骤

(1)清洁牙面:超声洁牙,不含氟漂白粉清洁牙面,冲洗后隔湿。

(2)保护牙龈:35% 磷酸均匀涂擦用凡士林涂布牙龈及附近的软组织,上橡皮障。

(3)提供过氧化氢:在牙表面放置含过氧化氢漂白液的纱布或凝胶。

(4)加热:使用漂白灯火激光、红外线等加热装置照射。

(5)结束:检查是否有早接触,冲洗牙面,移去橡皮障,擦去凡士林。

(6)注意事项:目前采用的过氧化氢辅助治疗光源照射治疗方法,每次时间为 8～12 分钟,一般 2 次即可。

第三节　牙　外　伤

牙外伤(TDI)是指牙齿受急剧创伤,特别是打击或撞击所引起的牙体硬组织、牙髓组织和牙周支持组织的损伤。这些损伤可单独发生,亦可同时出现,损伤的形式和程度具有多样性和复杂性。本节将根据 WHO 临床分类法对常见牙外伤的临床特点、诊断和治疗要点分别进行叙述。

一、牙齿硬组织和牙髓损伤

(一)冠折

1.临床分类

冠折的分类是建立在解剖学、治疗方法和预后等因素基础上进行的(图 5-7)。在恒牙外伤中,冠折构成比例占 26%～76%。

(1)釉质损伤:釉质不完全折断(裂纹),没有牙齿的实质性缺损。

(2)釉质折断:冠折局限在釉质,有牙齿的实质性缺损(简单冠折)。

(3)釉质-牙本质折断:简称冠折,包括釉质和牙本质,有牙齿的实质性缺损,没有牙髓暴露。

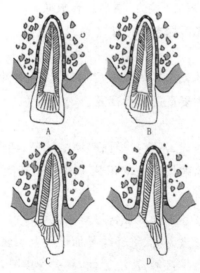

图 5-7　冠折的不同类型示意图

A.釉质损伤;B.釉质折断;C.釉质-牙本质折断;D.复杂冠折

(4)复杂冠折:冠折包括釉质和牙本质,有牙齿的实质性缺损,牙髓暴露。

2.诊断

(1)症状。①釉质损伤:又称釉质裂纹,没有缺损,在牙外伤中很常见但易被忽视,患者无不适症状。②釉质折断:多发于单颗前牙,特别是上颌中切牙的近、远中切角,没有暴露牙本质,一般无自觉症状,有时粗糙断面会划伤唇、舌黏膜。

③釉质-牙本质折断:属于没有露髓的简单冠折,可见牙本质暴露,常出现对温度改变和咀嚼刺激的敏感症状,有时可见近髓处透红。④复杂冠折:冠折处牙髓暴露,可有少量出血,探诊和温度刺激时敏感。如未及时处理,露髓处可出现牙髓增生或发生牙髓炎(图 5-8)。

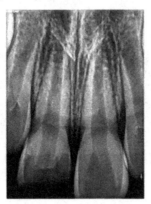

图 5-8　前牙复杂冠折

(2)检查。①光源照射检查:用垂直于牙体长轴的光源照射检查,易于发现釉质裂纹的位置和走向。②牙髓活力检测:使用牙髓活力电测试(EPT)仪或激光多普勒流量学(LDF)测试仪检测牙髓是否受损。③影像学检查:根尖 X 线片是常用的辅助检查手段,可帮助明确冠折部位与牙腔的毗邻关系,牙齿牙腔大小和牙根发育情况等影响治疗方案选择的信息,以及诊断牙根和牙周支持组织的损伤状况。

3.治疗

(1)釉质损伤:常不需特殊处理,多发性釉质裂纹可使用酸蚀技术及复合树脂黏结剂封闭釉质表面,以防着色。

(2)釉质折断:缺损小不影响美观的患牙,仅需少量调磨锐利边缘至无异物感;折断形状或程度难以通过调磨修整外形时,需采用光固化复合树脂修复治疗。

(3)釉质-牙本质折断:牙本质少量折断者,断面用光固化复合树脂修复或断冠即刻粘接复位;折断近髓者,年轻恒牙用氢氧化钙间接盖髓,观察 6～8 周行光固化复合树脂修复;成人患牙可酌情做间接盖髓或根管治疗。

(4)复杂冠折:视露髓孔大小、清洁程度、露髓时间及牙齿发育状况等选择合适的牙髓治疗,其中年轻恒牙应做直接盖髓或活髓切断术,待根尖形成后再做根管治疗或牙冠修复;成年人做根管治疗后进行牙冠修复。

(二)冠根折

1.临床分类

冠根折为外伤造成釉质、牙本质和牙骨质的折断。根据是否累及牙髓,分为简单冠根折和复杂冠根折(图 5-9)。冠根折的病例占恒牙外伤的 5%。

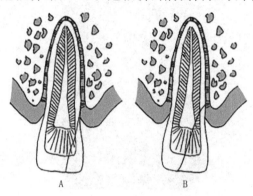

图 5-9 冠根折示意图

A.简单冠根折;B.复杂冠根折

2.诊断

(1)症状:①冠根折通常只有单一折线,折断线常自唇侧切缘几毫米处延伸至龈缘,斜行至舌侧龈沟下方。②因舌侧牙周韧带纤维和牙髓的牵拉作用,冠根折牙齿折断片多与牙龈相连,冠方断端的移位通常较轻微,尤其后牙区的冠根折容易被忽视。③完全萌出的前牙通常发生复杂冠根折,而部分萌出的前牙通常发生简单冠根折。④冠根折患牙即使牙髓暴露,临床症状通常也较轻微,可出现咬合或叩诊时局部疼痛。

(2)影像学检查。①根尖 X 线片:由于根方的斜向折断线几乎垂直于投照光线(图 5-10A),因此,常规 X 线检查折断线显示不清时,应采用多角度投照技术;X 线检查常见清晰的唇侧折断线,而舌侧折断线显示并不明显(图 5-10B);发生在唇舌向的垂直冠根折,折断线在 X 线片上清晰可见;而近远中向的垂直冠根折则很少能显示。②CBCT 扫描重建技术可准确观测和诊断各种不同方位的冠根折。

3.治疗

(1)急诊应急处理:前牙冠根折可用树脂夹板和邻牙固定断片,但须在外伤后几天内尽快进行根管治疗;后牙简单冠根折的暂时性治疗可先拔除冠方折断片,再用玻璃子水门汀保护暴露牙本质。

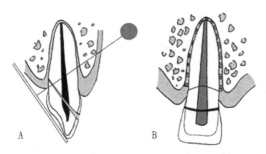

图 5-10 复杂冠根折拍摄 X 线片的示意图
A.常规 X 线投照角度几乎垂直于折断面;B.X 线上
唇侧折断线影像清晰可见,而舌侧折断线则不明显

(2)表浅的简单冠根折可拔除冠方断片,采用酸蚀和树脂粘接技术进行断冠粘接复位或进行全冠修复。

(3)折断面位于腭侧不影响美观的冠根折,可拔除折断片并行牙龈切除术,暴露冠根的断端,再根据牙髓活力状况选择永久性治疗和修复方式。

(4)垂直冠根折通常需要拔除;未完全贯通的年轻恒切牙垂直冠根折可采用正畸牵引的方法,将断根牵引到合适位置,再进行盖髓和修复治疗。

(三)根折

1.临床分类

根折可累及牙本质、牙骨质和牙髓,在牙外伤中相对比较少,占恒牙外伤的0.5%~7%。按其部位可分为根颈 1/3 根折、根中1/3 根折和根尖 1/3 根折,其中,根尖 1/3 最为常见(图 5-11)。

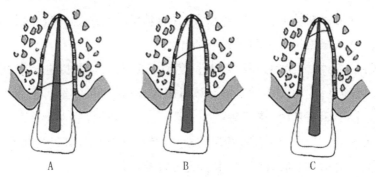

图 5-11 根折示意图
A.根颈 1/3 根折;B.根中 1/3 根折;C.根尖 1/3 根折

2.诊断

(1)症状:①多见于牙根完全形成的成人患牙,因为年轻恒牙的支持组织

不如牙根形成后牢固,外伤时常易被撕脱或脱位,一般不致引起根折。②根据根折部位不同,患牙松动度和叩痛亦不同。近根颈 1/3 和根中 1/3 根折,叩痛明显,松动Ⅱ～Ⅲ度;近根尖1/3 根折,仅有轻度叩痛,轻度松动或不松动。③牙髓活力测试结果不一,一些患者可出现牙髓"休克",6～8 周后逐渐恢复活力反应。

(2)影像学检查:X 线检查是诊断根折的重要依据(图 5-12)。投照时应保持中心射线与根折平面一致或平行,角度在 15°～20°,根折线显示最清晰。

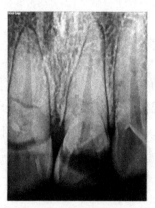

图 5-12　冠根折

少数根折早期无明显影像学改变,数日后才会出现清晰的根折影像。

3.治疗

治疗原则为使断端复位并固定患牙,注意消除咬合创伤,关注牙髓状态。具体的治疗方法依据根折部位不同而有所差别。

(1)根颈 1/3 根折:如果残留牙根长度和强度不足以支持桩冠修复,需拔除该牙,行义齿修复;或为避免过早的牙槽骨塌陷,可对残留牙根行根管治疗,保留无感染的牙根于牙槽骨内,待牙龈组织愈合后在上方行覆盖义齿修复;如折断线在龈下 1～4 mm,断根不短于同名牙的冠长,牙周情况良好者可选用根管治疗术联合正畸根牵引术,或辅以冠延长术后进行桩冠修复。

(2)根中 1/3 根折:复位,夹板固定患牙,检查咬合利用调𬌗或全牙列𬌗垫消除咬合创伤,弹性固定 2～3 个月。每月定期复查,观察牙髓状况,必要时根管治疗(转上级医院诊治)。

(3)根尖 1/3 根折:如果无明显松动且无明显咬合创伤可不用处理,只需嘱患者不要用受伤部位咀嚼,定期进行追踪复查。如有明显松动并伴有咬合创伤时,应对患牙进行固定,定期复查观察牙髓牙周组织状态和断面愈合情况。

二、牙周支持组织损伤

(一)牙震荡

牙周膜的轻度损伤,通常不伴牙体组织的缺损(图 5-13)。创伤发生率占恒牙外伤的 23%。

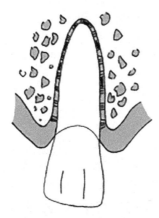

图 5-13　牙震荡示意图

1.诊断

(1)症状:①患牙有伸长感,咬合明显不适。②垂直和水平向叩诊敏感,患牙不松动,无移位。③牙髓活力测试通常有反应。

(2)影像学检查:X 线片表现根尖牙周膜间隙正常或略有增宽。

2.治疗

(1)降低对殆牙咬合高度,减轻患牙的殆力负担。

(2)受伤后 1、3、6、12 个月应定期复查,观测牙髓活力,若发生牙髓坏死应进一步行根管治疗术。须记住,年轻恒牙的活力可在受伤 1 年后才丧失。

(二)牙脱位

1.临床分类

牙受外力作用而脱离牙槽窝者称为牙脱位。由于外力的大小和方向不同,牙脱位的表现和程度亦不相同(表 5-2、图 5-14)。

表 5-2　牙脱位的分类

类型	定义
亚脱位	牙周膜重度损伤,牙齿有异常松动,但没有牙齿移位
半脱位	牙齿自牙槽窝部分脱出
侧方脱位	牙齿偏离长轴向侧方移位,并伴有牙槽窝碎裂或骨折
嵌入性脱位	牙齿向牙槽骨内移位,并伴有牙槽窝碎裂或骨折
全脱位	牙齿完全脱出牙槽窝外

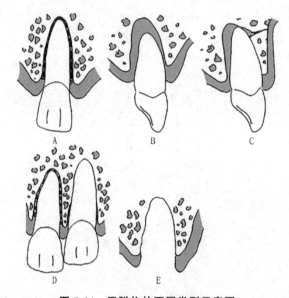

图 5-14　牙脱位的不同类型示意图

A.亚脱位;B.半脱位;C.侧方脱位;D.嵌入性脱位;E.全脱位

2.诊断

(1)症状。①亚脱位:牙齿没有移位,但有水平向的松动,有叩痛和咬合痛。有龈沟渗血,牙髓活力测试通常有反应。②半脱位:患牙明显伸长,松动Ⅲ度,常见牙周膜出血,叩诊反应迟钝。③侧方脱位:牙冠常向舌侧移位,通常伴有牙槽窝侧壁折断和牙龈裂伤。④嵌入性脱位:患牙牙冠明显短于正常邻牙,嵌入牙槽窝中,伴有牙槽骨壁的折断。叩诊不敏感,可出现高调金属音,龈沟出血。⑤全脱位:常见萌出期的上颌中切牙,患牙从牙槽窝中脱出,可伴有牙槽窝骨壁骨折和唇部软组织损伤。

(2)影像学检查。①亚脱位:可见牙周膜间隙轻度增宽。②半脱位:咬合片和正位片均可见根尖区牙周膜间隙明显增宽。③侧方脱位:咬合片可见一侧根尖区牙周膜间隙明显增宽,常规投照的牙片几乎不能发现牙齿的移位。④嵌入性脱位:可见牙周膜间隙部分或全部消失。与正常邻牙相比,患牙釉牙骨质界偏向根尖。

3.治疗

(1)亚脱位:调𬌗,固定松动患牙,嘱勿咬硬物,定期复诊观测牙髓活力。

(2)半脱位:局部麻醉下尽快复位患牙,结扎固定 4 周。术后 3、6、12 个月进行复查,若发现牙髓已坏死,应及时做根管治疗。

(3)侧方脱位:局部麻醉下复位患牙,应注意先用手指向切端推出移位牙根,解除牙根的骨锁结,再行牙齿复位。患牙复位后需按压唇腭侧牙槽骨板以保证完全复位促进牙周组织的愈合。同时,复位并缝合撕裂的牙龈,最后,对患牙进行固定,定期复诊观察。

(4)嵌入性脱位:年轻恒牙不必强行拉出复位,应选择自然再萌出的治疗方法,完全萌出大约需要 6 个月;根尖发育完成的可采用正畸牵引或局部麻醉下外科复位,夹板固定 6~8 周,定期复查。复位后 2 周应做根管治疗术,因为这些牙通常伴有牙髓坏死,而且容易发生牙根吸收。

(5)全脱位:即刻再植是全脱出牙齿最好的治疗方法。半小时内进行再植,90%患牙可避免牙根吸收。因此,牙脱位后,应立即将牙放入原位,如牙已落地污染,应迅速捡起脱落的牙齿,手持牙冠部用生理盐水或无菌水冲洗,然后放入原位。如果不能即刻复位,可将患牙置于患者的舌下或口腔前庭处,也可保存在牛奶、生理盐水或唾液中并尽快到医院就诊,切忌干藏。

即刻再植操作流程(图 5-15)。

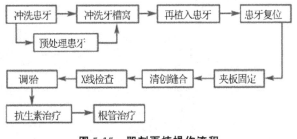

图 5-15 即刻再植操作流程

即刻再植步骤:①清洗患牙。再植前用生理盐水冲洗患牙至可见污染物被清除,严重污染部位用盐水纱布小心去除,但不要消毒。②若为根尖孔开放的年轻恒牙,用1‰多西环素溶液浸泡 5 分钟,可以消毒根尖组织并显著提高牙髓血管再灌注发生的概率。③盐水冲洗牙槽窝,检查其完整性,如果有牙槽骨骨折,可使用口镜末端进行复位。④夹持牙冠,再植入牙槽窝,以手指力量轻柔地将其完全复位。⑤酸蚀树脂粘接夹板固位再植牙 10~14 天。⑥缝合牙龈/唇部撕裂伤。⑦通过 X 片确定牙齿位置。⑧若有牙合创伤需调牙合或使用全牙列牙合垫。⑨给予抗生素和破伤风抗毒素治疗:氯己定漱口 2 周,每天 2 次。8 岁以上,口服多西环素;8 岁以下,口服青霉素。如距离破伤风毒素注射>5 年,需再次行破伤风毒素注射。⑩牙齿根尖封闭的恒牙,再植后 7~10 天在夹板拆除前进行根管治疗;根尖孔粗大的,随访观察 1 年,若有炎症或吸收表现,立即进行根管治疗。

牙周膜无活力牙齿再植:口外保存时间超过 60 分钟或更长者,用氟化钠溶液处理牙根面后再植。①刮除患牙根面坏死牙周膜,去除牙髓。②将患牙置于 2.4% 的氟化钠溶液(pH 值=5.5)浸泡 20 分钟。③根管治疗。④3 周牙槽窝愈合后,牙槽窝成形,再植患牙。⑤夹板固定 6 周,影像学检查随诊 3 年,直至没有进展性骨强直发生。

第六章

牙髓、根尖周疾病

第一节 牙 髓 病

一、可复性牙髓炎

可复性牙髓炎是牙髓组织以血管扩张、充血为主要病理变化的初期炎症表现。

(一)诊断

1.症状

患牙遇到冷、热或甜、酸刺激时，出现瞬间的疼痛反应，尤其对冷刺激更敏感。没有自发性疼痛。

2.检查

(1)患牙常有接近牙腔的牙体硬组织病损，如深龋、深楔状缺损、牙隐裂等。患牙也可有深牙周袋，或咬合创伤、正畸外力过大。

(2)温度测验表现为一过性疼痛。

(3)叩痛(-)。

(二)鉴别诊断

1.深龋

深龋患牙的冷诊反应正常，只有当冰水滴入洞中方可引起疼痛。若深龋与可复性牙髓炎一时难以区别，可先按可复性牙髓炎进行安抚治疗。

2.不可复性牙髓炎

可复性牙髓炎与不可复性牙髓炎的关键区别在于前者无自发痛史，后者一般有自发痛史。不可复性牙髓炎患牙对温度测验的疼痛反应程度较重，持续时间较长,有时还可出现轻度叩痛。在临床上,若可复性牙髓炎与无典型自发痛症状的慢性牙髓炎一时难以区分,可先采用诊断性治疗,即用氧化锌丁香油(酚)粘固剂进行安抚治疗,在观察期内视其是否出现自发痛症状再明确诊断。

3.牙本质过敏症

牙本质过敏症的主要表现是酸、甜、冷、热等刺激可导致酸痛,刷牙、吃硬性食物等可导致更为明显的酸痛。

(三)治疗

彻底去除作用于患牙上的刺激因素,同时给予安抚治疗。

二、不可复性牙髓炎

(一)急性牙髓炎

急性牙髓炎的临床特点是发病急,疼痛剧烈。临床上绝大多数病例属于慢性牙髓炎急性发作,龋源性者尤为显著。

1.诊断

(1)症状:急性牙髓炎(包括慢性牙髓炎急性发作)的主要症状是剧烈疼痛。疼痛的性质具有下列特点。①自发性阵发性痛:疼痛可分为持续过程和缓解过程。炎症牙髓出现化脓时,可有搏动性跳痛。②夜间痛:患者常因牙痛难以入眠,或从睡眠中痛醒。有时患者带凉水瓶就诊。③温度刺激加剧疼痛:冷、热刺激可引起患牙的剧烈疼痛。如牙髓已有化脓或部分坏死,患牙可表现为"热痛冷缓解"。④疼痛不能自行定位:疼痛发作时,患者多不能明确指出患牙,且疼痛呈放射性或牵涉性,常放射到患牙同侧的上、下颌牙或头、颞、面、耳等部位,但不会放射到患牙的对侧区域。

(2)检查:①可见深龋洞、冠部充填体或其他近髓的牙体硬组织疾病,其中牙隐裂常被忽略。或患牙有深牙周袋。②探诊常可引起剧烈疼痛。有时可探及微小穿髓孔,并可见有少许脓血自穿髓孔流出。③温度测验表现为敏感或激发痛。冰棒去除后,疼痛症状持续一段时间。当患牙对热诊更为敏感时,表明牙髓已出现化脓或部分坏死。④急性牙髓炎早期,患牙叩痛(一);而发展到晚期,可出现垂直叩痛(±)。

2.鉴别诊断

(1)三叉神经痛:表现为突然发作的电击样或针刺样剧痛。一般有疼痛"扳机点",患者每触及该点即诱发疼痛,但每次发作时间短,最多数秒。此外,三叉神经痛较少在夜间发作,多数不影响患者的睡眠,冷、热温度刺激也不引发疼痛。

(2)龈乳头炎:表现为自发性持续性胀痛;对冷热刺激也有敏感反应,一般不会出现激发痛。患者对疼痛多可定位。检查时发现患者所指部位的龈乳头有充血、水肿,触痛明显。有食物嵌塞史。一般未查到可引起牙髓炎的牙体硬组织损害及其他疾病。

(3)上颌窦炎:急性上颌窦炎的疼痛为持续性胀痛,患侧的上颌前磨牙和磨牙可同时受累而导致2～3颗牙均有叩痛,但未查及可引起牙髓炎的牙体组织疾病。

(4)心源性牙痛:老年男性患者多见,牙痛剧烈,但无明显牙病。牙痛部位不确切,往往数颗牙齿均感到疼痛。虽经口腔科处理及服用止痛药,但都不能解除牙痛。做心电图检查,有心肌缺血改变,口服硝酸甘油后,疼痛停止。

3.治疗

急性牙髓炎的诊疗流程见图6-1。

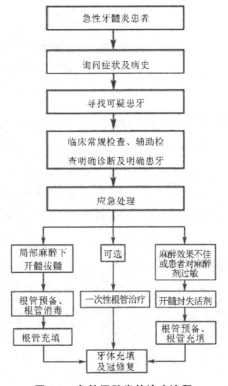

图6-1　急性牙髓炎的诊疗流程

(二)慢性牙髓炎

慢性牙髓炎是临床上最为常见的一型牙髓炎。

1.诊断

(1)症状：慢性牙髓炎一般不发生剧烈的自发性疼痛，但有时可出现不甚明显的阵发性隐痛或者每日定时出现钝痛，一般可定位患牙。患者可有长期的冷、热刺激痛病史。

(2)检查：①可见深龋洞、冠部充填体或其他近髓的牙体硬组织疾病(图6-2)。②温度测验多为热诊引起迟缓性痛，或表现为迟钝。③常有叩痛(±)或叩痛(+)。

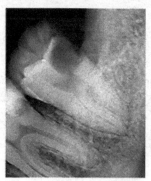

图6-2　深龋引起慢性牙髓炎

X线显示左下第二磨牙牙冠部透射影至牙腔

2.鉴别诊断

(1)深龋：深龋患牙温度测验同对照牙，只有当温度刺激进入洞内才出现敏感症状，刺激去除后症状立即消失；而慢性牙髓炎对温度刺激引起的疼痛反应会持续较长时间。另外，慢性牙髓炎可出现轻叩痛，而深龋患牙叩诊正常。

(2)干槽症：患侧近期有拔牙史。检查可见牙槽窝空虚，骨面暴露，出现臭味。拔牙窝邻牙虽也可有冷、热刺激敏感及叩痛，但无明确的牙髓疾病指征。

(3)牙龈息肉和牙周膜息肉：慢性牙髓炎当查及患牙深龋洞处有息肉时，要与牙龈息肉和牙周膜息肉相鉴别(图6-3)。

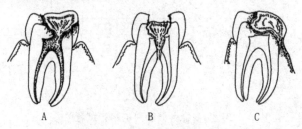

图6-3　龋洞内息肉的来源

A.牙髓息肉；B.牙周膜息肉；C.牙龈息肉

3.治疗

慢性牙髓炎的诊疗流程见图 6-4。

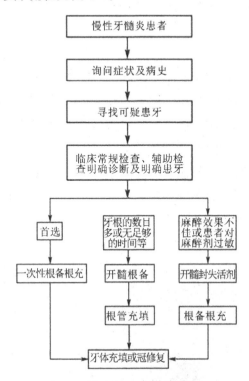

图 6-4　慢性牙髓炎的诊疗流程

(三)残髓炎

残髓炎发生在经牙髓治疗后的患牙,由于残留了少量炎症根髓或多根牙遗漏了未做处理的根管,而命名为残髓炎。

1.诊断

(1)症状:常表现为自发性钝痛、放射性痛、温度刺激痛。因炎症是发生于近根尖孔处的根髓组织,所以患牙多有咬合不适或轻微咬合痛。患牙均有牙髓治疗史。

(2)检查:①患牙牙冠做过牙髓治疗的充填体或暂封材料。②强冷或强热刺激可表现为迟缓性痛或仅有感觉。③叩痛(＋)或叩痛(±)。④去除患牙充填物,用根管器械探查患牙根管至深部时有探痛(＋)。

2.治疗

残髓炎的诊疗流程同慢性牙髓炎。

(四)逆行性牙髓炎

逆行性牙髓炎的感染来源于患牙牙周炎所致的深牙周袋,是牙周-牙髓联合病变的一型。

1.诊断

(1)症状:患牙可表现为自发性阵发性痛,冷、热刺激痛,放射痛,夜间痛等典型的急性牙髓炎症状,也可呈现为慢性牙髓炎的表现,即冷、热刺激敏感或激发痛,以及不典型的自发钝痛或胀痛。患牙均有长时间的牙周炎病史,可诉有口臭、牙松动、咬合无力或咬合疼痛等不适症状。

(2)检查:①患牙有深达根尖区的牙周袋或较为严重的根分叉病变。牙龈水肿、充血、牙周袋溢脓。牙有不同程度的松动。②无引发牙髓炎的深龋或其他牙体硬组织疾病。③温度测验可表现为激发痛、迟钝或无反应。④叩诊为轻度叩痛至中度叩痛,叩诊呈浊音。⑤X线片显示患牙有广泛的牙周组织破坏或根分叉病变(图 6-5)。

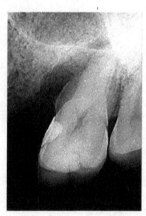

图 6-5　X 线示左上第二磨牙近中根根尖周牙槽骨垂直吸收

2.治疗

逆行性牙髓炎的诊疗流程同慢性牙髓炎。

三、牙髓坏死

牙髓坏死常由各型牙髓炎发展而来,也可因外伤打击、正畸矫治所施加的过度创伤力、修复治疗对牙体组织进行预备时的过度手术切割产热,以及使用某些修复材料所致的化学刺激或微渗漏引起。

（一）诊断

1.症状

患牙一般没有自觉症状，也可见以牙冠变色为主诉前来就诊者，还常可追问出自发痛史、外伤史、正畸治疗史或充填、修复史等。

2.检查

（1）牙冠可存在深龋洞或其他牙体硬组织疾病，或有充填体、深牙周袋等，也可见牙冠完整者。

（2）牙冠变色，呈暗红色或灰黄色，失去光泽。

（3）牙髓活力测验无反应。

（4）叩痛（一）或叩痛（±）。

（5）患牙牙龈表面无根尖炎症来源的瘘管。

（6）X线片显示患牙根尖周影像无明显异常。

（二）治疗

牙髓坏死的诊疗流程见图6-6。

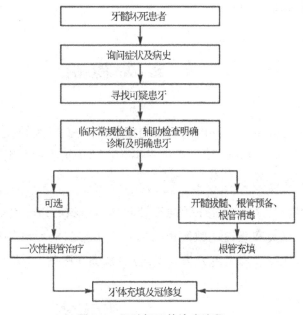

图6-6　牙髓坏死的诊疗流程

四、牙内吸收

牙内吸收是指正常的牙髓组织肉芽性变分化出的破骨细胞从牙腔内部吸收牙体硬组织,致牙腔壁变薄,严重者可造成病理性牙折。临床上牙内吸收多发生于乳牙,恒牙偶有发生,见于受过外伤的牙、再植牙及做过活髓切断术或盖髓术的牙。

(一)症状

一般无自觉症状,多于 X 线片检查时偶然发现。少数病例可出现自发性阵发痛、放射痛和温度刺激痛等牙髓炎症状。

(二)检查

(1)牙内吸收发生在髓室时,牙冠呈现粉红色,有时牙冠可出现小范围的暗黑色区域。牙内吸收发生在根管内时,牙冠的颜色没有改变。

(2)温度测验的反应可正常,也可表现为迟钝。

(3)叩痛(一)或叩痛(±)。

(4)X 线片显示牙腔内有局限性不规则的膨大透影区域,严重者可见内吸收处的牙腔壁被穿通,甚至出现牙根折断线。

第二节 根 尖 周 病

根尖周病是指发生于根尖周围组织的炎症性疾病,又称根尖周炎,多为牙髓病的继发病,主要由根管内的感染通过根尖孔作用于根尖周组织引发的。

一、急性根尖周炎

急性根尖周炎(AAP)临床上以患牙及其周围组织肿痛为主要表现。可分为急性浆液性根尖周炎和急性化脓性根尖周炎。根据脓液相对集聚区域的不同,临床上急性化脓性根尖周炎可分为 3 个阶段:根尖周脓肿、骨膜下脓肿以及黏膜下脓肿。

(一)诊断

急性根尖周炎各发展阶段的诊断要点见表 6-1。

表 6-1 急性根尖周炎各发展阶段的诊断要点

症状和体征	浆液期	根尖周脓肿期	骨膜下脓肿期	黏膜下脓肿期
疼痛	咬合痛	持续跳痛	极剧烈胀跳痛	咬合痛缓解
叩痛	（＋）～（＋＋）	（＋＋）～（＋＋＋）	最剧烈（＋＋＋）	（＋＋）～（＋）
松动度	Ⅰ度	Ⅱ～Ⅲ度	Ⅲ度	Ⅰ度
根尖区牙龈	无变化/潮红	小范围红肿	红肿明显，广泛	肿胀明显，局限
扪诊	不适	疼痛	剧烈疼痛＋深波动感	轻痛＋浅波动感
全身症状	无	无/轻	可有发热、乏力、白细胞计数升高	消退

(二)鉴别诊断

急性根尖周脓肿与急性牙周脓肿的鉴别要点见表 6-2。

表 6-2 急性根尖周脓肿与急性牙周脓肿的鉴别要点

鉴别要点	急性根尖周脓肿	急性牙周脓肿
感染来源	感染根管	牙周袋
病史	较长期牙体缺损史、牙痛史、牙髓治疗史	长期牙周炎病史
牙体情况	深龋洞、近期的非龋性疾病、修复体	一般无深及牙髓的牙体疾病
牙髓活力	多无	多有
牙周袋	无	深,迂回曲折
脓肿部位	靠近根尖部,中心位于龈颊沟附近	较近唇(颊)侧或舌(腭)侧牙龈缘
脓肿范围	较弥散	局限于牙周袋壁
疼痛程度	重	相对较轻
牙松动度	相对轻,病愈后牙恢复稳固	明显,消肿后仍很松动
叩痛	很重	相对较轻
X线片表现	无明显异常表现,若患牙为慢性根尖周炎急性发作,根尖周牙槽骨显现透射影像	牙槽骨嵴破坏,可有骨下袋
病程	相对较长,脓液自根尖周向外排出的时间需 5～6 天	相对较短,一般 3～4 天可自溃

(三)治疗

急性根尖周炎的诊疗流程见图 6-7。

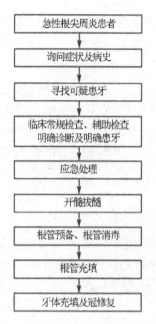

图 6-7 急性根尖周炎的诊疗流程

二、慢性根尖周炎

慢性根尖周炎(CAP)表现为炎症性肉芽组织的形成和牙槽骨的破坏。慢性根尖周炎一般没有明显的疼痛症状,病变类型可有根尖周肉芽肿、慢性根尖周脓肿、根尖周囊肿和根尖周致密性骨炎。

(一)诊断

1.症状

一般无明显的自觉症状,有的患牙可在咀嚼时有不适感,也有因牙龈出现脓包而就诊者。在临床上多可追问出患牙有牙髓病史、反复肿痛史或牙髓治疗史。

2.检查

(1)患牙可查到深龋洞、充填体或其他牙体硬组织疾病(图 6-8)。

(2)牙冠变色,失去光泽。洞内探诊无反应,牙髓活力测验无反应。

(3)叩痛(一)或叩痛(±)。患牙一般无明显松动。

(4)有窦型慢性根尖周炎的窦道口多数位于患牙根尖部的唇、颊侧牙龈表面,也有开口于患牙舌、腭侧牙龈者,偶尔还可见开口位于远离患根处。此时应仔细检查找出正确的患牙,必要时可自窦道口插入诊断丝拍摄 X 线示踪片以确定窦道的来源,避免将窦道口附近的健康牙误诊为患牙(图 6-9)。

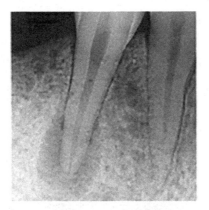

图 6-8 畸形中央尖导致慢性根尖周炎

X 线显示右下第二前磨牙根尖周透射影

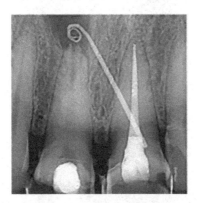

图 6-9 慢性根尖周炎

X 线片示踪显示指向右上中切牙根尖区透射影

(5)X 线检查显示患牙根尖区骨质变化的影像(图 6-10)。不同的 X 线影像有时可提示慢性根尖周炎的类型：①根尖部圆形透射影，直径＜1 cm，边界清晰，周围骨质正常或稍显致密，多考虑为根尖周肉芽肿。②根尖区透射影边界不清楚，形状也不规则，周围骨质较疏松呈云雾状，多为慢性根尖周脓肿。③较小的根尖周囊肿在根尖片上与根尖周肉芽肿难以区别，大的根尖周囊肿可见有较大的圆形透影区，边界清楚，并有一圈由致密骨组成的阻射白线围绕(图 6-11)。④根尖周致密性骨炎表现为根尖部骨质呈局限性的致密阻射影像，无透射区，多见于下颌后牙。

(二)鉴别诊断

依据 X 线检查结果对慢性根尖周炎进行诊断时，必须结合临床表现与非牙髓源性的根尖区病损相鉴别。例如,非牙源性的颌骨内囊肿和其他肿物在 X 线片上的表现与各型慢性根尖周炎的影像,尤其是较大的根尖周囊肿的影像极为相似。这些疾病与慢性根尖周炎的主要区别是病变所涉及患牙的牙髓活力多为正常,仔细观察X线片可分辨出根尖部牙周膜间隙与根尖周其他部位的牙周膜间隙是连续、规则的透射影像,患牙牙根可因压迫移位。必要时还可辅以口腔科锥体束 CT 进行诊断。

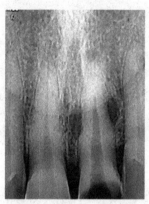

图 6-10　左上中切牙慢性根尖周炎合并牙根外吸收

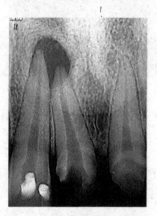

图 6-11　根尖周囊肿 X 线影像

(三)治疗

慢性根尖周炎的诊疗流程见图 6-12。

三、根管治疗术

根管治疗术是目前最有效、最常用的手段,它采用专用的器械和方法对根管进行清理、成形(根管预备),有效的药物对根管进行消毒灭菌(根管消毒),最后严密填塞根管并行冠方修复(根管充填),从而达到控制感染、修复缺损,促进根尖周病变的愈合或防止根尖周病变发生的目的。

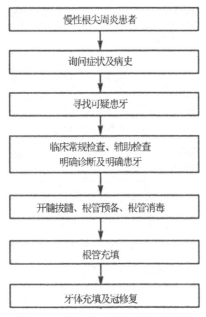

图 6-12　慢性根尖周炎的诊疗流程

(一)恒牙的根管治疗

1.适应证

(1)不可复性牙髓炎。

(2)牙髓坏死。

(3)牙内吸收。

(4)根尖周炎。

(5)牙根已发育完成的移植牙、再植牙。

(6)某些非龋性牙体硬组织疾病:①重度釉质发育不全、氟牙症、四环素牙等患牙需行全冠或桩核冠修复者。②重度磨损患牙出现严重的牙本质敏感症状又无法用脱敏治疗缓解者。③牙隐裂需行全冠修复者。④牙根纵裂患牙需行截根手术,患牙的非纵裂根管。

(7)因其他治疗需要而牙髓正常者。①义齿修复需要:错位、扭转等患牙牙体预备必定露髓或需要桩核冠修复。②颌面外科治疗需要:某些颌骨手术涉及的牙齿。

2.禁忌证

(1)牙周和(或)牙体严重缺损而无法保存的患牙。

(2)患有较严重的全身系统性疾病,一般情况差,无法耐受治疗过程。

(3)张口受限,无法实施操作。

3.术前准备

(1)术前拍摄 X 线片对治疗十分重要,特别是在根管再治疗的病例中。①了解根管的基本情况,评估根管治疗难度。②了解根管是否有折裂、侧穿等异常情况。③了解根尖周病变的破坏情况,以助于评估预后。④了解根管内原充填物的情况,是否有器械分离等异常情况。⑤已做牙体预备的患牙,需确定牙根的方向。

(2)了解患者的全身状况,根据患者的牙位、张口度、配合程度,以及 X 线检查显示的根管数目、弯曲度等综合评估根管治疗难度。初诊医师制订治疗方案,确定是否需要根管再治疗、转诊及评估治疗效果。

(3)术前和患者进行有效沟通,并签署根管治疗知情同意书。让患者了解根管治疗的目的和过程,有利于更好地配合治疗。

4.操作步骤

恒牙根管治疗的操作步骤见图 6-13。

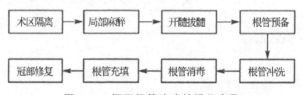

图 6-13　恒牙根管治疗的操作步骤

(1)术区的隔离:①棉卷隔离法。②橡皮障隔离法。橡皮障的优点:提供不受唾液、血液和其他组织液污染的操作空间;保护牙龈、舌及口腔黏膜软组织,避免手术过程中受到意外损伤;防止患者吸入或吞入器械、牙碎片、药物或冲洗液;保持术者视野清楚,提高工作效率;保护术者,避免因患者误吸或误咽发生差错或意外事故;防止医源性交叉感染。橡皮障的安置方法见图 6-14。

(2)局部麻醉。①药物:利多卡因、普鲁卡因、阿替卡因肾上腺素。②方法:局部浸润麻醉。局部浸润麻醉是将麻醉剂注射到根尖部的骨膜上,适用于上、下颌前牙及上颌前磨牙和乳牙。当患牙处于急性炎症期时,骨膜上浸润麻醉效果一般不佳,需采用其他麻醉方法。阻滞麻醉。上牙槽后神经阻滞麻醉适用于上颌磨牙,下牙槽神经阻滞麻醉适用于下颌磨牙以及局部浸润麻醉未能显效的下颌前牙。牙髓内注射。将麻醉剂直接注入牙髓组织,多用于浸润麻醉和阻滞麻醉效果不佳的病例。进针时针头与根管贴合紧密，否则不仅疼痛明显，而且不能保证麻醉效果。

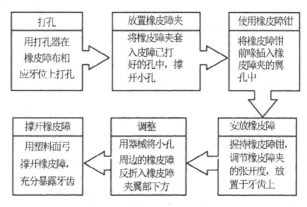

图 6-14　橡皮障的安置方法

（3）开髓：牙腔通路预备的要求包括以下 4 条。①彻底去除龋坏组织，保留健康的牙体组织。②彻底揭除髓室顶，暴露牙腔。③探查根管口，明确根管的数量和位置。④建立器械可直线进入的根管通路。开髓前应熟悉患牙的牙腔解剖形态，结合术前 X 线片，做到心中有数。一般以去除髓室顶后不妨碍器械进入根管为准。开髓后将洞壁修整光滑，使之与根管壁呈一连续直线，避免破坏髓室底，形成台阶。在髓室钙化时，有可能将露髓点误认为根管口或将根管口误认为露髓点，必须充分注意。开髓后仔细寻找根管口，避免遗漏。单根管易于寻找，多根牙应在彻底清理牙腔后用根管探查器械仔细探查，特别注意探查是否存在上颌第一磨牙的 MB_2 和下颌磨牙的远舌根管。MB_2 根管口可位于近中颊根管口的舌侧 0.5～5 mm 处。寻找根管口可借助投照，或在髓室底先涂碘酊，再用乙醇洗去后寻找染色较深的点来查明；也可以借助显微镜在直视下应用根管口探测器械直接找到根管口。对于牙腔钙化严重的患牙，也可以采用在髓室内注入次氯酸钠液观察，产生气泡的位置即根管口的位置。

（4）拔髓：如牙髓有炎症没有坏死，需要选用拔髓针插入至根中 1/3 和根尖 1/3 交界处，轻轻逆时针或顺时针转动 180°抽出，尽可能抽出完整牙髓组织。如果牙髓组织坏死，选用细的根管锉慢慢插入根管中下 1/3 处轻轻捣动。

（5）根管预备：根管预备的基本原则包括以下内容。①根尖区预备之前一定要有准确的工作长度。②根管预备时需保持根管湿润。③预备过程中每退出或换用一次器械需用根管冲洗液冲洗根管，防止碎屑阻塞。④根管锉不可跳号。⑤对弯曲根管，根管锉应预弯。⑥为便于根管充填，根尖最小扩大为 25 号；主尖锉一般比初尖锉大 2~3 号。

根管预备技术较多,主要有标准技术、逐步后退技术、冠向下技术、逐步深入技术。下面主要讲述前两种。

标准技术:适用于直的或较直的根管,不宜用于弯曲根管。用较小的器械探查和疏通根管后,确定根管工作长度。根管预备时要求器械从小号到大号逐号依次使用,每根器械均要完全达到工作长度。

根管扩大的方法除了可采用根管疏通的方法外,还可采用:①顺时针旋转 30°~60°,使器械的切刃旋入牙本质内,向外提拉退出器械。②顺时针旋转 30°~60°,然后轻轻向下加压的同时逆时针旋转 30°~60°,最后向外提拉退出器械。③将器械压向一侧根管壁,向外提拉切削牙本质的锉法。到器械尖端附近几毫米处见到白色牙本质切屑后,再扩大 2~3 号器械为止,即至少达标准器械40 号。

逐步后退技术:适用于轻中度的弯曲根管,也可用于直根管的预备,其主要操作步骤如下所述(图 6-15)。①确定工作长度:用较小的器械如 10 号 K 锉探查和疏通根管。②根尖预备:将初尖锉尖端 2~3 mm 进行预弯,并蘸 EDTA 后,轻旋插入根管至工作长度,进行根管扩大,直到器械无阻力进出工作长度。然后换大一号器械进行预备,至少预备到 25 号主尖锉或主尖锉比初尖锉大 2~3 号。每换一根锉均要进行根管冲洗和回锉。③逐步后退:当主尖锉预备完成后,可通过每增大一号锉、进入根管的长度减少 1 mm 的方法进行根管预备,即逐步后退。一般后退 2~4 根锉。每换一根锉要用主尖锉回锉和冲洗。④根管中上段敞开:可用 G 钻预备根管的中上部,顺序使用 1~3 号 G 钻。每换用大一号 G 钻时,操作长度减少2 mm 左右,并用主尖锉回锉和冲洗。⑤根管壁修整:将主尖锉按顺时针方向切削整个根管壁,消除细小阶梯,使根管壁光滑、根管成为连续的锥形。

(6)根管冲洗。①冲洗药物:目前最常用的根管冲洗药物是0.5%~5.25%次氯酸钠和 17%乙二胺四乙酸(EDTA)。②冲洗方法:常用注射器冲洗法和超声冲洗法。注射器冲洗法:选用 27 号弯针头的注射器,冲洗时将针头松松插入根管深部,然后注入冲洗液,回流的液体以棉条吸收,借以观察根管内是否已冲洗干净。冲洗时针头必须宽松地放在根管内,切忌将针头卡紧并加压注入,否则会影响冲洗药物回流并易将根管内残留物质和冲洗液压出根尖孔。超声冲洗法:超声冲洗可在根管预备后进行,多选用小号超声工作尖,其在根管内的长度要短于工作长度 1~2 mm,并避免与根管壁接触形成台阶。③注意要点。疼痛:3%

过氧化氢液对根尖周组织有轻度刺激,冲洗后要吸干,防止遗留分解氧气压迫根尖周组织而致痛。气肿:过氧化氢液通过根尖孔偶可引发皮下气肿。使用时要小心,冲洗根管时,不要卡紧和加压推注。针头误吞:冲洗根管时因压力脱落,针头不慎会吞入食管或气管。吞入消化道者大多可从粪便排出,进入气管则后果严重。

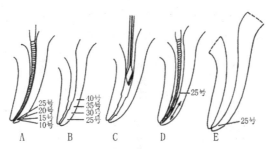

图 6-15　**根管预备逐步后退法**

A.根尖预备;B.逐步后退;C.根管中上段敞开;D.根管壁修整;E.完成

(7)根管消毒及暂封:对于非感染根管,经上述程序预备后可直接充填。而对于感染根管,根管消毒的方法还有激光、微波、超声和药物消毒等,其中后者最为常用,即根管封药或诊间封药。目前国内外广泛使用的根管消毒药物是氢氧化钙和氯己定。

(8)根管充填。①时机:已经过严格的根管预备和消毒。患牙无疼痛或其他不适。暂封材料完整。根管无异味、无明显渗出物。根管充填必须在严格隔湿条件下进行。窦道的存在并不是根管充填的绝对禁忌证。在初诊时通过根管预备和消毒处理,大多数窦道会愈合,此时可完成根管充填。但是当窦道仍未完全愈合时,只要符合上述条件,仍可进行根管充填。根管充填后窦道通常会愈合。②根管充填材料:目前临床上常用的根管充填材料是牙胶尖和根管封闭剂。③根管充填方法:牙胶侧方加压充填法适用于大多数根管的充填,操作步骤如下所述(图 6-16)。彻底干燥根管:隔离术区,用吸潮纸尖干燥根管。选择主牙胶尖:与主尖锉大小一致,在根管内能顺利到达工作长度或稍短 0.5 mm,且在根尖1/3区紧贴根管壁,回拉时略有阻力,X 线检查可见主牙胶尖与根管壁在根管冠2/3 有间隙存在。选择侧方加压器:与主尖锉相匹配,能够较宽松地到达根管操作长度,并与根管壁留有一定空间。侧压器插入深度比工作长度少 0~1 mm。放置根管封闭剂:可用主牙胶尖蘸少许封闭剂,送入根管至根尖。侧方加压:将主牙胶尖蘸少许根管封闭剂缓慢插入根管至标记长度,避免将封闭剂挤出根尖孔。再将侧方加压器沿主牙胶尖与根管壁间的空隙缓缓插入根管内直至距操作长度0～1 mm,停留数秒后取出。将相应的副尖尖端涂少量根管封闭剂,插入根管至先前侧方加压器的深度。如此反复操作至根管紧密填塞,侧方加压器只能插入根管口下 2～3 mm。完成根管充填和髓室充填:用烧热的挖匙或携热器从根管口处切断牙胶尖同时软化冠部的牙胶,用垂直加压器加压冠方牙胶,至此根管充填完毕。用乙醇棉球将残留在髓室内的封闭剂和牙胶清除,拍术后 X 线片检查根管充填情况,暂封或永久充填(图 6-17)。

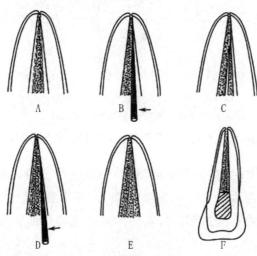

图 6-16　侧方加压充填法
A.放置主牙胶尖;B.侧方加压主牙胶尖;C.放置副尖;D.继续侧方加压;E.继续放置副尖;F.根充完毕

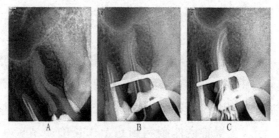

图 6-17　侧方加压充填 X 线影像
A.术前;B.术中试主牙胶尖;C.根充后

(二)乳牙的根管治疗

1.适应证

(1)牙髓炎症涉及根髓,不宜行牙髓切断术的乳牙。

(2)牙髓坏死而应保留的乳牙。

(3)根尖周炎症而具有保留价值的乳牙。

2.禁忌证

(1)牙冠破坏严重,无法树脂充填的乳牙。

(2)髓室底穿孔。

(3)根尖及根分叉区骨质破坏范围广,炎症已累及继承恒牙牙胚。

(4)广泛性根内吸收或外吸收超过根长的1/3。

(5)下方有含牙囊肿或滤泡囊肿。

3.操作步骤

乳牙根管治疗的操作步骤见图6-18。

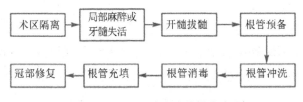

图6-18　乳牙根管治疗的操作步骤

(1)术前拍摄 X 线片:了解根尖周病变和牙根吸收情况。

(2)局部麻醉或牙髓失活:提倡采用局部麻醉,但若麻醉效果不佳,或患儿不配合、对麻醉剂过敏等,可用牙髓失活法。

(3)牙腔的开通:备洞,开髓,揭去髓室顶,去冠髓,寻找根管口。

(4)根管预备:去除髓室和根管内感染或坏死的牙髓组织,使用根管器械扩根管,使用3%过氧化氢液、2%~5.25%次氯酸钠液交替冲洗根管。

(5)根管消毒:根管干燥后,将氢氧化钙制剂置于根管内,或将蘸有樟脑酚液的小棉球放置于髓室内,以丁香油氧化锌糊剂封固窝洞。

(6)根管充填:将氧化锌丁香油水门汀、氢氧化钙制剂、碘仿制剂、氢氧化钙碘仿混合制剂等根管充填材料反复旋转导入根管或加压注入根管,粘固粉垫底,常规充填。

4.注意要点

(1)根管预备时勿将根管器械超出根尖孔,以免将感染物质推出根尖孔或损伤恒牙牙胚。

(2)当乳牙牙根有吸收时,禁用金属砷失活制剂。

(3)由于乳牙根常有吸收,一般的电子根管长度测量仪常不适用于乳牙。因此临床上参照术前 X 线片,估计根管工作长度。一般来说,乳牙根管工作长度较 X 线片上根尖孔距离短 2 mm。

(4)乳牙的根管充填材料仅可采用可吸收的、不影响乳恒牙交替的糊剂充填。

(5)为避免损伤乳磨牙根分歧下方的继承恒牙胚,不宜对乳磨牙牙龈瘘管进行深搔刮术。

(6)定期观察:乳牙根管治疗后需要进行定期随访观察,周期一般为 3～6 个月。随访时应进行临床检查和 X 线影像学检查。

(三)年轻恒牙的牙髓治疗

1.根尖诱导成形术

根尖诱导成形术是指牙根未完全形成之前,发生牙髓严重病变或根尖周炎症的年轻恒牙,在消除感染或治愈根尖周炎的基础上,用药物诱导根尖部的牙髓和(或)根尖周组织形成硬组织,使牙根继续发育和根尖孔缩小或封闭的治疗方法。

(1)适应证:①牙髓病变已波及根髓的年轻恒牙。②牙髓全部坏死或并发根尖周炎症的年轻恒牙。③因根尖周炎引起根尖吸收的恒牙。

(2)操作步骤:根尖诱导成形术的操作步骤见图 6-19。

(3)注意事项:①彻底清除根管内感染物质,注意保护根尖部残存的生活牙髓及牙乳头等组织。②正确把握根管工作长度。③装有诱导剂的注射器前端应插入根管达根尖 1/3 处,使诱导剂充满根管腔并接触根尖部组织。④掌握根管充填时机:通常在 X 线片显示根尖周病变愈合、牙根继续发育完成,或根管内探查根尖端有钙化物沉积时为宜。充填时应恰填,切忌超填,因为超填可能损伤根尖牙乳头,进而影响牙根的继续发育。⑤根管充填后继续随访观察。

2.根管治疗术

详见"恒牙的根管治疗"。

(四)根管治疗的并发症及处理

1.器械分离

(1)处理:①显微镜结合超声技术。②建立旁路。③外科治疗。④随诊观察。

(2)注意要点:使用前仔细检查器械有无损害,有无变形,不要对根管中的器械盲目施力,特别是器械在根管中遇到阻力时,旋转幅度不要超过180°,器械使用时不要跳号操作。

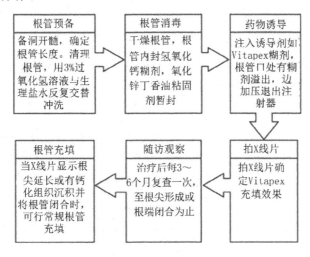

图 6-19　根尖诱导成形术的操作步骤

2.穿孔

(1)处理:出现根管穿孔而未引起严重后果时,应转诊到上级医院处理。

(2)注意要点:①术前 X 线片检查确定牙腔的位置、钻磨方向与牙长轴的关系,并确定髓室和根管口的位置。②对牙腔钙化的患牙应特别注意。在开髓前应评估牙冠高度以及钻针钻磨牙体组织的最大深度。③在扩大开髓洞形时,注意切削方向,特别是磨牙的近中侧壁,洞口微微向外扩张。

3.软组织的化学损伤

(1)处理:出现次氯酸钠、FC 等导致的软组织化学损伤后应立即用大量的流水进行冲洗处理后,到皮肤或眼科进行诊治。

(2)注意要点:使用高浓度的次氯酸钠冲洗根管时,安装橡皮障。另外在加压冲洗时,不要过度加压,用针尖小的注射器。在治疗过程中需戴护目镜。

4.诊间急症

在根管预备或充填后,少数患者会出现局部肿胀、咬合痛、自发痛等症状,称为诊间急症。主要以急性根尖周炎形式表现出来。

(1)处理:化学性刺激(三氧化二砷等)引起的诊间急症,治疗原则为取出刺激物。轻微肿痛者暂不处理,可适当给予止痛药,适当降低咬合,观察 1～3 天。如果 3 天以后患者仍持续肿痛,X 线片显示有超填,可考虑去除封药和根管充填物,引流、消炎后重行根管治疗术。严重者如出现前庭沟处肿胀,脓肿形成或蜂窝织炎甚至出现全身症状时,需进行局部切开引流,并全身给药,抗生素和消炎镇痛药。

(2)注意要点:避免使用刺激性大的药物,减少化学性刺激。根管预备时准确测量工作长度,防止超扩。预备过程中大量冲洗,防止将根管内的感染物推出根尖孔。根管充填时避免超填。

5.器械的误咽、误吸

(1)处理:①发生器械误咽时,嘱患者多吃高纤维食品,X线片追踪观察,待其自然排出。如出现消化道刺伤穿孔需开腹手术。因此,当误咽器械还在胃部时,应及时转诊到消化内科,在纤维内镜下将器械取出。②发生误吸时,如果挂在呼吸道,咳嗽无法咳出,须到呼吸专科就诊。器械位于大的呼吸道时,在纤维支气管镜下取出器械;如果位于细小的支气管,可能引起感染性炎症,只能行胸部外科手术取出器械。

(2)注意要点:使用橡皮障,器械使用安全线。

四、治疗新进展

(一)镍钛器械根管预备技术

1.镍钛器械根管预备步骤

(1)手用 ProTaper 预备基本操作步骤。①根管入口疏通:根据 X 线片粗估工作长度,用 10 号、15 号 K 锉疏通根管至距粗估长度3～4 mm 处。②根管入口预备:用 S_1、S_x 敞开根管中上段,距粗估工作长度3～4 mm 处,S_x 进入的深度不得超过 S_1。③确定工作长度:用 10 号、15 号 K 锉疏通根管至根尖狭窄处,确定精确工作长度。④根尖初步预备:用 S_1、S_2 依次达到工作长度,进行根尖初步预备。⑤预备完成:依次用 F_1、F_2、F_3 到达工作长度,完成根管预备;对于细小弯曲根管,可仅预备到 F_1 或 F_2。

(2)机用 ProTaper 器械预备法:实际上运用了手用器械预备法的原理,使用机用马达和专用手机预备。

2.注意要点

(1)正确选择适应证:钙化根管、有台阶形成的再治疗病例不要选用镍钛器械;对形态复杂的根管慎用镍钛器械。

(2)确定根管通畅:使用镍钛器械进行根管预备之前,先用手用不锈钢 K 锉疏通根管至15号。有学者建议最好疏通至20号锉。

(3)制备直线通路:在根管预备前,可用 G 钻或其他根管口成形器械敞开根管口,保证镍钛器械可循直线方向进入根管和根尖区。

(4)在临床运用中过度用力,是引起镍钛器械折断的主要原因之一。

(5)临床上每换一支器械常采用次氯酸钠和 EDTA 交替冲洗根管,用 15 号锉疏通根管,并保持根管的润滑,可降低器械折断的风险。

(6)每次使用前后均应清洁和仔细检查器械,一旦发现变形即应丢弃。

(7)记录并控制器械的使用次数:一般建议预备 4~5 颗磨牙或 30~40 个前牙、前磨牙根管后即应丢弃。如根管重度弯曲,应使用新器械且预备一次后即应丢弃。

(二)热牙胶垂直加压充填技术

1.操作步骤

(1)彻底干燥根管:隔离术区,用吸潮纸尖干燥根管。

(2)选择主牙胶尖:选择与主尖锉相同型号的大锥度牙胶尖。

(3)选择垂直加压器:至少选择 3 种直径的垂直加压器。一种能够达到距根尖部 3~4 mm 处,另外两种分别与根中 1/3 和根上段相适合。

(4)选择携热器:选择与主牙胶尖相同型号的携热器。

(5)放置主牙胶尖:将主牙胶尖蘸一薄层封闭剂,缓慢插入根管内至工作长度。

(6)充填根尖 1/3 和侧支根管:用携热器向下挤压牙胶并开启温度加热,直至距工作长度 4~5 mm 处停止加热,迅速取出携热器,退出时取出根管中上段的牙胶,垂直加压器加压。

(7)充填根管中上段:用注射式热牙胶向根管内注入牙胶后用垂直加压器压紧,每次注入根管内的长度为 3~5 mm。用乙醇棉球将残留在髓室内的封闭剂和牙胶清除,暂封,拍术后 X 线片检查根充情况,最后永久充填(图 6-20)。

2.注意要点

(1)根尖孔粗大的病例不建议选用热牙胶垂直加压充填。

(2)要求垂直加压器既能在根管内无妨碍地自由上、下运动,又不会接触根管壁,防止牙折。

(3)携热器每次在根管内加热过程持续不超过 3 秒。

(三)显微根管治疗技术

可在根管治疗的整个程序中使用手术显微镜,特别是在根管口的定位、钙化根管的疏通、变异根管的预备和充填、根管治疗失败后的再治疗、根管治疗并发症的预防和处理等方面,显微根管治疗较常规治疗技术更具优势(图 6-21、图 6-22)。

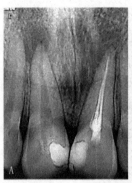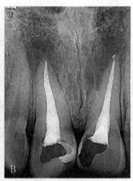

图 6-20　热牙胶垂直加压充填 X 线影像

A.上中切牙术前 X 线影像;B.上中切牙术后 X 线影像

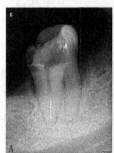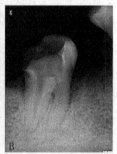

图 6-21　显微镜下取出根管内折断器械

A.X 线片示 37 根管内断针;B.X 线片显示断针取出

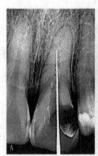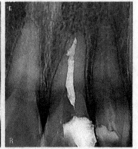

图 6-22　根管壁穿孔的修补

A.X 线片示根管壁穿孔;B.X 线片示穿孔修补后

(四)显微根尖外科手术

1.适应证

(1)根管治疗或再治疗失败：①根管治疗失败且不适合根管再治疗，如患牙有良好的桩冠修复体、无法取出的折断器械或根管超填物、非手术治疗无法修补的根管侧穿等。②根管再治疗失败：根管再治疗后患牙症状持续或根尖透射影持续或扩大。

(2)严重的根管解剖变异：牙根重度弯曲、根管重度钙化和根管分叉等解剖因素使根管治疗器械和充填材料无法到达根尖区。

(3)需要通过探查手术明确诊断。

(4)医源性因素治疗中出现过度超充、折断器械超出根尖孔等情况。

(5)囊肿。

2.禁忌证

(1)患者有严重的全身疾病，如严重高血压、白血病、血友病、重度贫血、心内膜炎、风湿性心脏病、肾炎、有出血倾向疾病等。

(2)根尖周炎的急性期。

(3)严重的牙周病变，如牙周支持组织过少，牙周袋深或牙齿松动明显。

(4)患牙附近有重要的解剖结构，如上颌窦、下牙槽神经等，有损伤危险或可能带来严重后果者。

3.操作步骤

根尖外科手术的操作步骤见图 6-23。

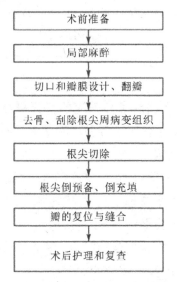

图 6-23 根尖外科手术的操作步骤

(五)MTA直接盖髓术

直接盖髓术是用药物覆盖牙髓暴露处,以保护牙髓、保存牙髓活力的方法。多用于外伤性和机械性露髓患牙的保髓治疗。

1.适应证

(1)根尖孔尚未发育完全,因机械性或外伤性露髓的年轻恒牙。

(2)根尖已发育完全,机械性或外伤性露髓,穿髓孔直径不超过 0.5 mm 的恒牙。

2.禁忌证

(1)龋源性露髓的乳牙。

(2)临床检查有不可复性牙髓炎或根尖周炎表现的患牙。

3.常用的盖髓剂

(1)氢氧化钙:传统盖髓剂。

(2)MTA:临床上作为盖髓剂用于直接盖髓术和活髓切断术。此外,MTA还广泛用于髓室底穿孔修补、根管侧穿修补、根尖诱导成形、根尖屏障术和根尖倒充填等,具有良好的临床疗效。使用时将粉状 MTA 和蒸馏水以一定比例混合。

4.操作步骤

(1)制备洞形:可在局部麻醉下制备洞形。操作过程中,要求动作准确到位,避开穿髓孔,及时清除洞内牙体组织碎屑,以防止牙髓再感染。

(2)放置盖髓剂:用生理盐水缓慢地冲洗窝洞,严密隔湿下用消毒棉球拭干窝洞。将 MTA 覆盖于暴露的牙髓上,用氧化锌丁香油粘固剂封闭窝洞。

5.疗效观察

(1)患牙盖髓治疗 1～2 周后无任何症状且牙髓活力正常,可去除大部分暂封剂,保留厚约 1 mm 的氧化锌丁香油粘固剂垫底,再选用聚羧酸锌粘固剂做第二层垫底,复合树脂永久充填。

(2)患牙盖髓治疗 1～2 周后,若对温度刺激仍敏感,可继续观察 1～2 周,也可去除暂封物及盖髓剂,更换盖髓剂后暂封观察 1～2 周,症状消失后行永久充填。更换药物时,应注意无菌操作,避免再次感染。

(3)患牙盖髓治疗后出现自发痛、夜间痛等症状,表明病情已向不可复性牙髓炎发展,应去除充填物,改行根管治疗。

第七章

牙周疾病

第一节 牙 龈 病

牙龈病是仅局限于牙龈组织的疾病,它一般不侵犯深层的牙周组织。然而,牙龈病与牙周炎关系密切,许多牙龈病的致病因素也会进一步参与破坏深层的牙周组织。同时,牙龈又是口腔黏膜的一部分,有些皮肤黏膜的疾病也可表现于此。此外,一些全身性疾病也可累及牙龈,有些瘤样病变和肿瘤也可发生于牙龈。牙龈病一般可分为两大类,即菌斑性牙龈病(如龈炎、青春期龈炎、妊娠期龈炎、药物性牙龈肥大等)和非菌斑性牙龈病(如全身性疾病在牙龈的表现、病毒及真菌等引起的牙龈病、遗传性病变等)。

一、菌斑性龈炎

菌斑性龈炎是最常见的牙龈病,它仅与牙菌斑相关。菌斑性龈炎过去也称为慢性龈炎、单纯性龈炎和边缘性龈炎,炎症一般局限于龈乳头和游离龈,严重时可波及附着龈。

(一)诊断

1.症状

通常在刷牙或者咬硬物时,牙龈有出血症状。

2.体征

(1)色泽:牙龈从健康的粉红色变为鲜红色或者暗红色。

(2)外形:龈缘增厚,龈乳头圆钝肥大,可有球形增生,严重者牙龈覆盖整个牙面,并可伴有龈缘糜烂或者肉芽增生。

(3)质地:质地松软、脆弱,弹性降低,但表现为增生性反应时,则质地较硬、有弹性(表7-1)。

表 7-1　健康牙龈和菌斑性龈炎的临床表现对比

对比项目	健康牙龈	菌斑性龈炎
色泽	粉红色(可有色素沉着)	鲜红色或暗红色
外形	龈缘菲薄、紧贴牙面、呈扇贝状,龈乳头充满牙间隙,龈沟深≤3 mm	龈组织包括龈乳头水肿圆钝,无扇贝状,牙龈冠向及颊舌向肿胀,形成假性牙周袋
质地	质韧且有弹性	松软、脆弱,弹性低
出血倾向	正常探针和刷牙不出血	探诊后和刷牙时出血

3.检查

(1)龈沟深度:可>3 mm,形成假性牙周袋。

(2)探诊出血:钝头探针轻轻探诊龈沟可有出血症状。

(3)龈沟液:龈沟液量明显增多。

(二)鉴别诊断

(1)本病应与青春期龈炎、妊娠期龈炎、龈乳头炎、坏死性溃疡性龈炎等菌斑性牙龈病及早期牙周炎相鉴别,详见表 7-2。

表 7-2　菌斑性龈炎与其他菌斑性牙龈病对比

类型	好发人群/病史	临床表现及检查
菌斑性龈炎		牙龈炎症表现
青春期龈炎	青春期,女性稍多于男性	牙龈炎症反应程度大于局部的刺激物所能引起的反应程度
妊娠期龈炎	处于妊娠期的育龄妇女	牙龈水肿肥大,呈鲜红色,有出血倾向,或有龈瘤样的临床表现
龈乳头炎	可有不正确剔牙、牙龈刺伤史	局部龈乳头红肿,探诊后易出血;自发胀痛及探触痛明显;可有自发痛及中度冷热刺激痛,也可有轻度叩痛
坏死性溃疡性龈炎	青壮年多发,男性多见,可有吸烟史;也可发生于极度营养不良/急性传染病儿童	龈乳头"火山头"状,疼痛明显;极易出血;典型的腐败性口臭;多见于下前牙,龈乳头、龈缘坏死,可有灰褐色假膜;重者可伴有全身症状如低热、疲乏、下颌下淋巴结肿痛;坏死区涂片可见大量的梭形杆菌及螺旋体

(2)本病还应与血液病引起的牙龈出血、HIV 相关性龈炎等非菌斑性牙龈病相鉴别,详见表 7-3。

表 7-3　菌斑性龈炎与非菌斑性牙龈病对比

类型	病史	临床表现	实验室检查
菌斑性龈炎		牙龈炎症表现	
血液病引起的牙龈出血	相关血液病史	易自发出血,出血量较多,不易止血	血液学检查可确诊
HIV 相关性龈炎	HIV 感染史	龈缘有明显火红色的充血带,口内还可有毛状白斑、卡波济肉瘤等	血清学检查有助于确诊

(3)当本病表现为牙龈增生时,还应与药物性牙龈肥大、牙龈纤维瘤病、白血病引起的牙龈肥大、浆细胞性龈炎等相鉴别,详见表 7-4。

表 7-4　菌斑性龈炎与其他增生性牙龈病损对比

类型	病史	临床表现
菌斑性龈炎(牙龈增生)		多发于青少年,程度较轻;好发于唇侧,局限于龈乳头和龈缘,颜色深红/暗红或正常,质地松软或较硬
药物性牙龈肥大	有相关药物服用史	程度较重,龈乳头呈球状或结节状,向龈缘扩展盖住牙面,质地较韧,牙齿可移位
牙龈纤维瘤病	可有家族遗传史	龈增生广泛,呈球状、结节状或颗粒状,质地坚韧,以上磨牙腭侧最为严重;牙龈增生可覆盖部分或整个牙冠,可妨碍咀嚼;牙齿可移位,可出现牙齿萌出困难
白血病引起的牙龈肥大	白血病史	肥大的牙龈外形不规则;颜色苍白或暗红发绀;组织松软脆弱;牙龈坏死、口臭
浆细胞性龈炎	可有过敏原接触史	肿大的牙龈表面结节状或者分叶状,颜色鲜红,上皮菲薄且呈半透明状,质地松软脆弱,极易出血

(三)治疗

1.去除病因

口腔卫生宣教(oral hygiene education,OHE),通过洁治术彻底去除菌斑、软垢及牙石等刺激因素,同时去除造成菌斑滞留的因素,必要时可配合使用局部药物治疗。

2.手术治疗

少数牙龈增生患者去除病因后,不能完全恢复正常,可行牙龈成形术恢复牙龈外形。

3.防止复发

定期复查、维护。

二、青春期龈炎

青春期龈炎是一种受内分泌影响的龈炎。男、女均可患病,女性稍多于男性。

(一)诊断

1.症状

患者通常在刷牙或者咬硬物时牙龈有出血症状。

2.体征

(1)患者处于青春期前后。

(2)好发于前牙唇侧龈缘和龈乳头,舌侧较少发生。

(3)色泽暗红,质软。

(4)牙龈炎症反应程度大于局部的刺激物所能引起的反应程度,并可出现牙龈增生。

(5)可有正畸、错𬌗、不良习惯等因素。

3.检查

(1)探诊出血。

(2)龈沟加深形成龈袋,但附着水平无变化,无牙槽骨吸收。

(二)鉴别诊断

本病与菌斑性龈炎、妊娠期龈炎、龈乳头炎、坏死性溃疡性龈炎相鉴别,详见表 7-2。

(三)治疗

(1)OHE。

(2)控制菌斑:通过洁治术去除龈上牙石、菌斑等局部刺激因素,可配合局部药物治疗。

(3)纠正不良习惯。

(4)纠正正畸不良矫治器或不良修复体。

(5)对于病程长且牙龈增生的患者,可考虑行牙龈切除术。

(6)定期复查、维护。

三、妊娠期龈炎

妇女在妊娠期间,由于激素水平升高,原有的牙龈炎症加重,最后导致牙龈肿胀或龈瘤样改变,称为妊娠期龈炎。分娩后,病变减轻或者消退。

(一)诊断

1.症状

患者通常在吮吸或者进食时牙龈有出血症状,无疼痛症状。

2.体征

(1)可发生于个别牙或全口牙龈,以前牙区为重。

(2)龈乳头和龈缘呈暗红或鲜红色,松软、光亮,有出血倾向,或有龈瘤样的临床表现。

(3)患者好发于怀孕4~9个月。

3.检查

(1)口腔检查可见菌斑等局部刺激物。

(2)有龈袋形成。

(二)鉴别诊断

(1)本病与菌斑性龈炎、青春期龈炎、龈乳头炎、坏死性溃疡性龈炎相鉴别,详见表 7-2。

(2)妊娠期龈瘤还应与牙龈瘤相鉴别。

(三)治疗

(1)OHE。

(2)控制菌斑,去除一切局部刺激因素,动作要轻柔。

(3)对于分娩后不能自行退缩的龈瘤则需手术切除,对于体积比较大的妊娠期龈瘤,可考虑在妊娠期4~6个月进行手术切除。

(4)定期复查、维护。

(5)此外,孕前及妊娠早期的慢性龈炎,需要及时治疗,并在整个妊娠期做好控制菌斑的工作。

四、牙龈瘤

牙龈瘤好发于龈乳头,它来源于牙龈和牙周膜的结缔组织,是一种炎症反应性瘤样增生物。它无肿瘤的结构和生物学特征,所以不是真性肿瘤,术后易复发。

(一)诊断

1.症状

患者通常因出血或妨碍进食而就诊。

2.体征

(1)好发于中青年,女性多于男性。

(2)多发于单个牙的唇颊侧龈乳头。

(3)呈椭圆形或圆球形,直径几毫米至 2 cm 不等,表面可呈分叶状,有蒂或无蒂。

(4)累及的牙齿可发生松动移位。

3.检查

X 线片可见病变区有牙周膜间隙增宽及骨质吸收影。

4.临床分型

一般分为纤维型牙龈瘤、肉芽肿型牙龈瘤及血管型牙龈瘤(具体参照病理结果)。

(二)鉴别诊断

本病主要与牙龈鳞癌鉴别,详见表 7-5。

表 7-5　牙龈瘤与牙龈鳞癌对比

类型	好发人群	临床表现	影像学检查
牙龈瘤	男性多于女性	好发于前牙区单颗牙的唇颊侧龈乳头;呈椭圆形或圆球形,直径几毫米至 2 cm 不等,表面可呈分叶状,有蒂或无蒂	X 线示局部牙周膜增宽
牙龈鳞癌	男性多于女性	好发于后牙区,病变区表面呈菜花状溃疡,易出血、坏死,可有恶臭,病程较长	X 线示颌骨呈"扇形"骨质破坏,边缘呈冲蚀状

(三)治疗

(1)手术切除:需将瘤体及骨膜完全切除,并刮除相应区域的牙周膜,以防复发,术后创面予以牙周塞治。

(2)若复发,仍行上述方法手术切除。若次数较多,应将波及的牙齿拔除,防止复发。

五、药物性牙龈肥大

药物性牙龈肥大是由于长期服用某些药物,引起牙龈纤维性增生,导致体积增大。

(一)诊断

1.症状

患者通常因妨碍进食或影响美观而就诊,多数无自觉症状,无疼痛。

2.体征

(1)牙龈增生好发于前牙区,尤其是下前牙区。

(2)牙龈组织颜色淡粉,质地坚韧,一般不易出血。

(3)龈乳头呈小球状,继而龈乳头呈球状或结节状,向龈缘扩展盖住牙面,增生牙龈表面呈分叶状或桑葚状,严重时波及附着龈,将牙齿挤压移位,影响美观。

(4)牙龈肿胀增生后菌斑易堆积,牙龈色深红或紫红,质地松软,边缘易出血。

3.检查

(1)患者有全身病史,并有长期服用某些药物史,如抗癫痫药(苯妥英钠)、免疫抑制剂(环孢素)及钙离子通道阻滞剂(硝苯地平、维拉帕米)等。

(2)由于牙龈肿大,龈沟加深,可形成假性牙周袋。

(二)鉴别诊断

本病与伴有龈增生的菌斑性龈炎、牙龈纤维瘤病及浆细胞性龈炎相鉴别,详见表7-4。

(三)治疗

(1)去除局部刺激因素:通过洁治、刮治等方法去除局部刺激因素,消除滞留菌斑。

(2)停止使用或者更换引起牙龈肥大的药物,需与相关专科医师协商。

(3)局部药物治疗:3%过氧化氢液冲洗,必要时局部注入抗菌消炎药物。

(4)手术治疗:牙龈增生明显者经上述治疗后增生牙龈若未完全消退,可采用牙周手术治疗。

(5)口腔卫生宣教:指导患者严格控制菌斑,防止复发。

六、坏死性溃疡性龈炎

坏死性溃疡性龈炎(NUG)是发生于龈乳头及龈缘的炎症、坏死,多为急性发作,称为急性坏死性溃疡性龈炎(ANUG)。本病患处可检测出大量梭形杆菌及螺旋体。

(一)诊断

1.症状

(1)患者常自诉有明显疼痛感,或有牙齿胀痛感。

(2)晨起发现枕头上有血迹,口中有血腥味,甚至自发出血。

(3)重症者可有低热、疲乏等全身症状,部分可见下颌下淋巴结肿大。

2.体征

(1)以龈乳头、龈缘坏死为特征病损,尤以下前牙多见。

(2)个别龈乳头区可见坏死性溃疡。

(3)龈乳头破坏后与龈缘连成一条直线,呈刀切状。

(4)患处牙龈极易出血,可有自发性出血。

(5)牙龈疼痛明显,伴有典型的腐败性口臭。

3.检查

(1)去除坏死组织后,可见龈乳头颊、舌侧尚存,而中央凹下呈"火山口"状。

(2)坏死区涂片可见大量的梭形杆菌及螺旋体。

(二)鉴别诊断

(1)本病应与菌斑性龈炎相鉴别,详见表7-2。

(2)急性白血病和艾滋病患者由于抵抗力低下可伴发此病,相关的实验室检查可帮助鉴别。

(三)治疗

(1)急性期去除局部坏死的组织,并初步去除大块龈上牙石。

(2)局部使用氧化剂,如3%过氧化氢溶液大量冲洗,去除局部坏死组织。

(3)全身药物治疗,如维生素C、蛋白质等支持治疗。严重者可使用抗厌氧菌药物,如甲硝唑等。

(4)OHE,以防复发。

(5)急性期过后的治疗原则同菌斑性龈炎,对原有的慢性龈炎进行治疗,去除局部刺激因素,对于牙龈外形异常,可考虑牙龈成形术。

七、龈乳头炎

龈乳头炎的病损局限于个别牙龈乳头,它是一种较为常见的急性或者慢性非特异性炎症。

(一)诊断

1.症状

患者通常因接触或吮吸时出血而就诊,多数有自发性胀痛和触痛,有时可表现为自发痛和冷热刺激痛。

2.体征

龈乳头鲜红肿胀,易出血。

3.检查

(1)可检查到刺激物,如食物嵌塞、邻面龋、充填体悬突、不良修复体边缘等,或有不正确剔牙、刺伤史。

(2)可有自发痛及中度冷热刺激痛,可有轻度叩痛。

(二)鉴别诊断

本病应与菌斑性龈炎、青春期龈炎、妊娠期龈炎、坏死性溃疡性龈炎相鉴别,详见表 7-2。

(三)治疗

(1)去除局部刺激物。

(2)消除急性炎症:去除邻面的菌斑、软垢、牙石等可帮助消除或缓解急性炎症。

(3)局部使用药物:如 3% 过氧化氢溶液冲洗等。

(4)止痛:必要时局部封闭。

(5)去除病因:如治疗邻面龋,修改不良修复体等。口腔卫生指导,如正确使用牙线等。

(6)急性炎症控制后,治疗原有龈炎。

第二节 牙 周 病

一、慢性牙周炎

慢性牙周炎(CP)是一种由菌斑微生物引起的感染性疾病,导致牙周组织的炎症、进行性附着丧失和骨丧失,其特点为牙周袋形成和牙槽骨的吸收。慢性牙周炎是最常见的一种牙周炎,部分慢性龈炎若未得到及时治疗,炎症向牙周组织深部扩散,将会发展为慢性牙周炎。早期无明显自觉症状,易被忽略,有症状时则已严重,因而需仔细检查和诊断,以免贻误治疗。

(一)诊断

1.症状

多见于成年人,起病缓慢,初期无明显不适,可有牙龈出血或异味。

2.体征

(1)牙龈颜色鲜红或暗红,质地松软,可有不同程度肿大或增生,探之易出血甚至流脓。

(2)有明显的菌斑、牙石等局部刺激因素,且与牙周组织的炎症和破坏程度比较一致。

(3)晚期伴发病变,如牙松动、移位,牙龈退缩、牙根敏感、牙周脓肿、逆行性牙髓炎、继发性拾创伤等。

3.检查

可探及牙周袋及附着丧失(图 7-1)。

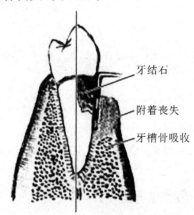

牙结石

附着丧失

牙槽骨吸收

图 7-1　附着丧失示意图

4.根据病变发展程度分为轻、中、重 3 度

(1)轻度:牙周袋≤4 mm,附着丧失为 1～2 mm,牙龈有炎症,探之出血,X 线片示牙槽骨吸收不超过根长的 1/3。

(2)中度:牙周袋≤6 mm,附着丧失为 3～4 mm,牙龈有炎症,牙齿轻微松动,多根牙可有轻度根分叉病变,X 线片示牙槽骨水平或角形吸收至根长的 1/3～1/2。

(3)重度:牙周袋>6 mm,附着丧失为≥5 mm,牙齿多有松动,多根牙伴有根分叉病变,甚至可发生牙周脓肿,X线片示牙槽骨吸收超过根长的 1/2~2/3。

(二)鉴别诊断

本病应与龈炎相鉴别,详见表 7-6。

表 7-6　龈炎与早期牙周炎对比

对比项目	龈炎	早期牙周炎
牙周袋	龈袋	真性牙周袋
附着丧失	无	有
牙槽骨吸收	无	有
治疗结果	病变可逆,组织恢复正常	炎症得到控制,但已破坏的支持组织难以恢复

(三)治疗

1.清除菌斑,控制感染

通过机械方法如洁治、刮治、根面平整术去除牙石及菌斑;消除或纠正促进菌斑堆积的因素,如不良修复体、牙齿解剖异常等。

2.全身治疗

适当应用抗菌药物,对有全身疾病者需同时控制全身疾病,对吸烟者劝其戒烟。

3.牙周手术

利用手术直视下彻底去除牙石及不健康肉芽组织,改善牙周组织生理外形,促进牙周组织再生。

4.建立平衡咬合关系

通过松牙结扎、夹板固定、选磨等方法去除原发性或继发性殆创伤。

5.拔除患牙

对过于松动或有深牙周袋,无保留价值者应尽早拔除,拔牙后最好制作临时修复体以保持咀嚼功能及达到美观的效果。

6.维护疗效,防止复发

根据患者病情和自我菌斑控制的能力来定期复查维护,对新发病情及时治疗。

二、侵袭性牙周炎

临床可见一类牙周炎发生于全身健康的年轻人,其临床表现和实验室显示明显有别于慢性牙周炎,且病变进展快,有家族聚集性,称为侵袭性牙周炎(AgP),以伴放线聚集杆菌为主要致病菌的微生物感染及机体防御力缺陷可能是引起侵袭性牙周炎的两方面主要因素,根据患牙的分布可将侵袭性牙周炎分为局限型(LAgP)和广泛型(GAgP)两大类。

(一)诊断

1.临床特点

(1)牙周组织破坏进展快:AgP 的主要特点即快速的附着丧失及骨吸收,有患者 20 岁左右已有牙齿脱落或需拔牙。

(2)性别与年龄:女性较多,青春期前后发病,广泛型患者年龄稍大于局限型,也有发生于 30 岁以上者。

(3)口腔卫生情况:局限型牙周组织破坏程度常与刺激物量不成比例,牙龈炎症轻微却有深牙周袋;广泛型菌斑和牙石量因人而异,牙龈有明显炎症,颜色鲜红,探之易出血或溢脓,晚期可发生牙周脓肿。

(4)好发牙位:局限型常累及第一恒磨牙和切牙,左右对称,X 线片示前牙区牙槽骨水平吸收,后牙区牙槽骨垂直吸收,形成典型的"弧形吸收";广泛型可累及切牙和第一磨牙以外的恒牙至少3颗,常累及大多数牙(图 7-2)。

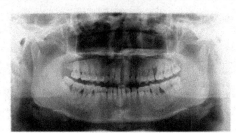

图 7-2 侵袭性牙周炎 X 线影像

(5)家族聚集性:家族中多人患病,但并非每位患者都有家族病史。

(6)全身情况:一般全身健康,但部分患者有单核细胞或中性粒细胞功能缺陷。

2.早期诊断及治疗

有利于控制病情,有条件时可做微生物检查,诊断时应先排除明显的局部因素和全身因素,如是否有𬌗创伤、不正规正畸治疗、不良修复体、牙髓根尖周病、糖尿病、HIV 感染等全身性疾病。

(二)鉴别诊断

本病应与慢性牙周炎相鉴别,详见表 7-7。

表 7-7 侵袭性牙周炎与慢性牙周炎对比

慢性牙周炎	局限型侵袭性牙周炎	广泛型侵袭性牙周炎
成人为主,儿童少见	通常发生于青少年	多在 30 岁以下
进展速度慢或中等	进展快速	进展快速
破坏程度与菌斑量一致	破坏程度与菌斑量不一致	破坏程度与菌斑量有时一致,有时不一致
病变分布不定	局限于切牙和第一磨牙	除切牙和第一磨牙外,累及其他牙且超过 3 颗
无家族聚集性	有家族聚集性	有家族聚集性
龈下结石多	龈下结石无或少	龈下结石的有无因人而异

(三)治疗

1.尽早治疗,消除感染

本病常导致患者早年失牙,故需早期治疗,基础治疗如洁治、刮治和根面平整等必不可少,有时还需翻瓣术等彻底清创。

2.应用抗菌药物

全身服用药物如四环素、多西环素(强力霉素)作为辅助疗法,近年也主张龈下刮治后口服甲硝唑和阿莫西林(羟氨苄青霉素);有针对性地选用药物,在根面平整后,于深牙周袋内放置缓释抗菌药物如甲硝唑、米诺环素(二甲胺四环素)、氯己定等,可减少龈下菌斑定植,防止复发。

3.调整机体防御功能

积极治疗全身疾病,努力发现有无宿主防御缺陷或其他全身因素;对吸烟患者劝其戒烟。

4.正畸治疗

控制炎症后,可用正畸方法排齐有保留价值的移位患牙。

5.定期维护,防止复发

侵袭性牙周炎更需强调维护治疗阶段,定期地复查、复治以防止病情的复发。

三、牙周病的治疗

牙周病是一种由菌斑微生物引起的牙周支持组织的慢性感染性疾病。其治疗目的在于去除病因,消除炎症;恢复软硬组织的生理外形;恢复功能,维持疗效;促进牙周组织再生。临床上,经过详细的检查和诊断,并对疾病的预后进行初步判断之后,应为患者制订出全面且具有个性化的治疗计划,按计划分先后次序,进行系统性治疗。治疗程序一般分为基础治疗、手术治疗、修复正畸治疗及维护期治疗 4 个阶段。第一、四阶段是每位患者必需的,而第二、三阶段的内容应酌情安排。不同程度的牙周病变采用的治疗方法不尽相同,通常将其分为非手术治疗和手术治疗两大类,前者主要包括基础治疗和药物治疗,牙周维护治疗也是它的一种形式。

(一)非手术治疗

1.牙周基础治疗

(1)口腔卫生宣教(OHE):如建立正确的刷牙方法和习惯,使用牙线、间隙刷等。

(2)菌斑控制:是指去除牙龈及牙面的菌斑,并防止细菌再定植。有效的菌斑控制可有效预防和控制牙周的炎症,是整个牙周治疗的基础。菌斑控制的程序应因人而异,同时兼顾全口、牙及位点水平的局部危险因素,以满足不同个体的需要。在对患者进行口腔卫生指导时,可用菌斑显示剂进行菌斑显示,当菌斑指数(PLI)降至 20% 以下,可认为已基本控制菌斑。

控制菌斑的方法很多,有机械性和化学性的方法,但目前以前者效果最为确切。控制菌斑的方法主要有刷牙、邻面清洁措施、化学药物控制菌斑。

(3)机械治疗:牙周病是由菌斑微生物导致的牙周组织的慢性感染性疾病。研究发现龈下菌斑具有生物膜样结构,生物膜能抵御宿主防御功能及药物作用。机械治疗是扰乱生物膜唯一有效的方法。

机械治疗包括龈上洁治、龈下刮治和根面平整。机械治疗就是使用手用匙形刮治器或者超声器械处理根面,达到去除细菌生物膜、内毒素、牙石及易于造成菌斑滞留的局部因素的目的。

龈上洁治术:使用龈上洁治器械除去龈上结石、菌斑和色素,同时去除龈沟内或浅牙周袋内的牙石。器械有超声波洁牙机和手用洁治器。

适应证:①龈炎、牙周炎。②预防性治疗,即定期(一般 6 个月至 1 年)进行洁治,去除新生菌斑、牙石。③口腔内其他治疗前的准备。

禁忌证:①急性传染病患者,如结核、肝炎等。②机体抵抗力低下者,如未控制的糖尿病患者,或免疫功能减退的患者。③超声洁治术禁用于戴有心脏起搏器的患者。④牙周组织正处于生长期。⑤金属超声工作头不宜用于钛种植体表面、瓷修复体等。

超声龈上洁治术:其方法如下所述。①开机后检查器械的工作情况,踩动开关,调节功率和水量。②用改良握笔法轻持器械,用手指轻巧地支在口内或口外,将工作头的前端与牙面平行或<15°角,轻轻接触牙石,不可用重的侧向压力,通过工作头的超声振动而将牙石击碎并从牙面上震落。遇到大块且坚硬的牙石时,可将工作头放在牙石的边缘处移动,使牙石与牙面分离;也可采用分割法,将大块牙石先分割成多个小块,再逐一击碎、击落。③操作时工作头的动作要短而轻,并保持不停地移动,可采用垂直、水平或斜向重叠的动作,禁止将工作头的顶端停留在一点上振动,这样会损伤牙面。④超声洁治后,要用探针仔细地检查有无遗漏的牙石,如果遗留一些细小的牙石和邻面的牙石,要用手用器械将其清除干净。⑤在洁治后应进行抛光处理,清除残留在牙面上的色素等细小的不洁物,并抛光牙面,使牙面光洁,菌斑牙石不易再堆积。抛光的方法是用橡皮杯安装在弯机头手机上,蘸抛光糊剂,轻加压于牙面上低速旋转,从而抛光牙面。橡皮杯的边缘应略进入龈缘下方,使龈缘处的牙面光洁。

手用器械洁治:①器械。前牙镰形刮治器 1 把,后牙镰形刮治器左右各 1 把,锄形刮治器左右各 1 把。②术式。改良握笔法,即以中指指腹放于器械颈部,同时以中指或中指加无名指放于附近的牙作为支点,以腕部发力刮除牙石。

龈下刮治术及根面平整术:使用比较精细的龈下刮治器械来刮除位于牙周袋根面上的牙石、菌斑以及牙根表面被腐的牙骨质。使刮治后的根面光滑而平整,具备形成牙周新附着所需要的生物相容性条件。

器械:①手用 Gracey 刮治器。较常使用 4 支,5～6 号适用于前牙及尖牙;7～8 号适用于磨牙的颊舌面;11～12 号适用于磨牙和前磨牙的近中面;13～14 号适用于磨牙和前磨牙的远中面。②超声波龈下刮治器(即细线器):工作头尖细且长,要先调整好适宜功率和出水量,从小功率开始,出水量应足以冷却工作头工作时产生的热量。

手用器械刮治方法:①探查牙石、牙周袋及根面形态。②正确选择器械,改良握笔法握持。③建立稳固的支点。④匙形刮治器工作端 0°进入袋底。⑤以 45°～90°(80°最佳)刮治。⑥向根面施加压力。⑦转动前臂和腕部发力,刮除牙石,器械不超出龈缘。⑧用力方向:沿垂直、斜向或水平方向。⑨刮治有一定次序,不遗漏。⑩检查有无遗留碎片、肉芽组织等。

超声龈下刮治方法:其基本要求与超声龈上洁治相同,不同之处在于以下几个方面。①选取专门用于超声龈下刮治的工作头。这类工作头的特点是细而长,形状有细线形,也有左右成对有一定弯曲度的工作头。②功率的设定:要尽可能将功率设定在低、中挡水平。使用低功率和轻的压力会减少根面结构被去除的量和深度。③放置工作头的方向及压力:龈下刮治时,工作头要与根面平行,工作头的侧面与根面接触,如使用的工作头有一定曲度,则使工作头的凸侧与根面接触,施加的压力要小,不超过 1 N。因为它的工作机制是振荡,若用力太大,反而降低效率。④龈下超声刮治的动作及力向:要以一系列快速有重叠的水平迂回动作,从根方逐渐移向冠方,与手工刮治的重叠的垂直向动作不同。⑤超声刮治后,一般还要用手用器械进行根面平整,并将袋内的肉芽组织刮除。

2.牙周病的药物治疗

随着牙周病病因和发病机制相关研究的不断深入,在其治疗上形成了一套较完善的治疗方案,除了牙周机械治疗外,药物治疗也显示出越来越重要的作用。

(1)药物治疗的原则:①应遵照循证医学的原则,合理使用药物。②用药前需清除菌斑、牙石。③用抗菌药物治疗前,应尽量做药敏试验。④尽量采用局部给药途径。

(2)牙周病的全身药物治疗:主要包括抗菌类药物、非甾体抗炎药及中药等。①优点:药物可达深牙周袋底部、根分叉等器械难以到达的区域,有助于清除这些部位的细菌。可以杀灭侵入牙周袋壁的微生物。②缺点:局部药物浓度较低。容易诱导耐药菌株的产生;容易产生胃肠道不良反应;容易引起交叉感染,菌群失调。③常用抗菌药物。硝基咪唑类药物:常用甲硝唑、替硝唑、奥硝唑治疗厌氧菌感染。四环素族药物:常用四环素、多西环素、米诺环素,对伴放线聚集杆菌具较强的抑制作用。青霉素类药物:常联合使用阿莫西林与甲硝唑,治疗侵袭性牙周炎,增强疗效。大环内酯类药物:常用罗红霉素、螺旋霉素、红霉素。

(3)牙周病的局部药物治疗。①优点:用药量少。局部药物浓度高,效果好。可以避免全身用药的一些不良反应。不易产生耐药菌。②缺点:作用范围窄,价格相对较贵。治疗部位容易受到未用药部位残存微生物的再感染。难以杀灭进入牙周组织内和口腔其他部位的致病菌。③局部用药及方法。含漱药物:常用0.12%～0.2%的氯己定溶液、3%过氧化氢液、西吡氯铵等。涂布消炎药物:常用碘甘油等。冲洗药物:常用3%过氧化氢液等。缓释及控释药物:常用2%米诺环素软膏(派丽奥)、甲硝唑药棒(牙康)。

3.殆治疗

殆创伤虽然不是引起牙周炎的直接原因,但它能加重牙周组织的破坏过程,妨碍牙周组织的修复。因此在牙周炎的治疗过程中,待消炎后应尽量消除殆创伤。

𬌗治疗是指通过多种手段,建立平衡稳定的功能性咬合关系,以利于牙周组织的修复和健康。治疗方法包括磨改牙齿的外形,即选磨法、牙体修复、牙列修复、正畸矫治、正颌外科手术、牙周夹板等。其中选磨法是牙周治疗的主要方法。

　　(1)𬌗创伤的检查(图 7-3)。①早接触的检查:可进行开闭口运动,观察上下牙接触时牙齿是否松动,产生颊、舌及近远中方向的移动。还可将咬合纸放于牙齿𬌗面上,进行咬合运动,使牙齿早接触部位着色,确定早接触点。松动度小的牙齿,早接触部位可呈点状、环状着色。松动度大的牙齿,早接触部位不着色,而邻近健康牙齿着色,故需咬合触诊及视诊共同辅助检查。②侧方力的检查:检查牙长轴和对𬌗牙咬合力的方向,观察是否存在强的侧方咬合力。通常咬合力是向近中方向进行,近中倾斜的牙齿更易受到近中方向的侧方力。③口唇和舌的不良习惯的检查:与患者对话时,注意患者的口唇运动、舌体运动的形式。对吞咽、说话时舌体运动情况进行问诊。让患者进行吞咽运动,并注意舌前部的位置,患者会明确前牙、上颌腭部(牙龈)是否受压迫,可自行指出。必须 2~3 次反复进行观察。

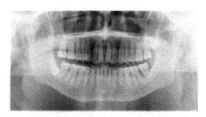

图 7-3　咬合创伤的 X 线表现(37 近中角形吸收)

　　(2)创伤性𬌗的治疗。①调𬌗前的准备:首先教会患者做各种咬合动作,如开闭口、侧方和前伸运动。用视诊法及扣诊法,确定哪颗患牙在咬合运动时有早接触。然后用咬合纸、嚼蜡片法等,检查确定早接触或𬌗干扰的部位、大小及形状,以便进行磨改。器械:咬合纸、薄蜡片、各种类型的砂石、橡皮抛光轮。②调𬌗的原则:早接触的调𬌗原则。若牙尖交错𬌗有早接触,非牙尖交错𬌗协调,则调磨对应的舌窝或𬌗窝的早接触区(图 7-4A)。若牙尖交错𬌗协调,非牙尖交错𬌗不协调,则磨改与该牙尖相对应的斜面(图 7-4B)。牙尖交错𬌗、非牙尖交错𬌗均有早接触时,则应磨改早接触的牙尖或下颌前牙的切缘(图 7-4C)。𬌗干扰的选磨原则:前伸𬌗时,在前牙保持多颗牙接触时,后牙一般不应有接触,若有接触,可对有接触的后牙进行磨改,如磨除上颌磨牙舌尖的远中斜面、下颌磨牙颊尖的近中斜面上的干扰点;侧方𬌗时,工作侧有多颗牙接触,非工作侧一般不应有接触,必要时应对非工作侧有接触的牙进行适当磨改,如磨除上颌牙舌尖、下颌牙颊尖斜面上的𬌗干扰点。③注意事项:必须先准确定位置再进行磨改,由于磨改牙齿的方法是不可逆的,因此一定要反复检查,准确定位出早接触或𬌗干扰点。磨改以消除早接触点为主,由于侧向力对牙周组织的损伤最大,故选磨时应考虑转化侧向力为垂直力,并消除过大的力,恢复牙齿的生理解剖形态。选磨时可用涡轮钻、金刚砂车针等,应间断磨改,避免产热而刺激牙髓。一次不要磨改太多,应边磨改边检查。若选磨的牙位较多,应分区多次进行。磨改松动牙时,术者应先将患牙固定,减少因颤动而发生的疼痛。

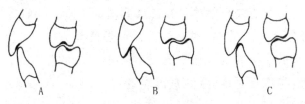

图 7-4 选磨点的确定

A.牙尖交错𬌗有早接触,非牙尖交错𬌗协调;B.牙尖交错𬌗协调,非牙尖交错𬌗不协调;C.牙尖交错𬌗、非牙尖交错𬌗均有早接触

(3)食物嵌塞的选磨。①重建食物溢出沟:后牙𬌗面磨损严重时,可使原有的食物溢出沟消失,此时应尽可能调磨塑造发育沟形态,使食物有溢出通道。②恢复牙尖的生理外形:后牙不均匀磨损常形成高而陡的牙尖,成为充填式牙尖,在咀嚼时将食物挤入对𬌗牙的牙间隙,此时应将牙尖磨低并尽可能恢复正常生理外形。③恢复和调整:用刃状砂轮尽可能磨出边缘嵴,并使之斜向𬌗面,或使相邻两牙边缘嵴的高度尽可能一致。注意要分次调磨。④恢复外展隙:颊舌侧的外展隙变窄,使食物容易塞入邻面,此时可将邻面和轴面角磨改,加大外展隙,缩小过宽的邻面接触区(图 7-5)。

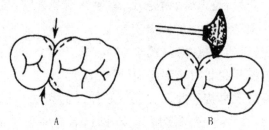

图 7-5 恢复外展隙

A.调磨前,外展隙过小;B.选磨,调磨后加大外展隙

4.松牙固定术

松牙固定术是指通过牙周夹板将松动的患牙连接,并固定在健康稳定的邻牙上,形成一个咀嚼整体。当其中一颗牙齿受力时,力就会同时传递到邻牙,从而分散殆力,减轻松动牙的负担,为牙周组织的修复创造了条件。

(1)适应证:①外伤引起的松动牙且有保留价值。②牙周常规治疗后炎症已控制住,但牙齿仍松动影响咀嚼功能者。③为预防牙齿松动加重,可在术前固定患牙,有利于组织愈合。

(2)暂时固定法:①不锈钢丝联合复合树脂夹板。②光敏树脂粘接夹板。③纤维夹板。

(3)注意事项:①结扎牙的位置,应在前牙舌隆突上及邻面接触点之下,结扎稳固。②结扎范围应该包括松动牙及其两侧稳固的牙齿。③结扎时钢丝扭结程度应适当,不可有牵拉。④注意口腔卫生,控制菌斑。

(二)牙周手术治疗

牙周病的手术治疗是牙周治疗计划的第二阶段,是牙周治疗的重要组成部分。牙周病发展到严重阶段,单靠基础治疗已经不能解决全部问题,需要手术方法辅助,才能获得较好的疗效。一般在牙周基础治疗之后2~3个月进行。必须先通过全面的牙周检查,必要的X线检查,对患者牙周状况再评估。在基础治疗后口腔卫生状况良好,但有以下几种现象时,可考虑手术:①仍有≥5 mm牙周袋,探诊后出血、溢脓。②基础治疗无法彻底清除刺激物。③牙槽骨吸收导致骨外形不规则,须手术进行骨修整或进行牙周再生性手术。④Ⅱ度或Ⅲ度根分叉病变。⑤膜龈缺陷,如附着龈过窄、局部牙龈退缩。⑥修复或美观需要,需手术延长临床牙冠。⑦最后磨牙的远中骨袋。

但是对于局部炎症、病因未消除;菌斑未能控制;患者不能配合;有全身疾病不能控制;大量吸烟的患者,是牙周手术的禁忌证。

1.手术要点

(1)术前准备:①术前需完善牙周基础治疗,控制菌斑。②术前一定要掌握患者全身情况,判断是否能接受手术,综合判断是否需要预防性使用抗生素。③术前告知并征得患者同意极为重要。有必要告知患者手术常规风险,包括疼痛、肿胀、瘀斑及出血,并签署知情同意书,一式两份。④术前还应做好详尽的影像记录,以及临床指标记录。

(2)感染控制:①术前应使用0.12%氯己定漱口水漱口,有助于减轻术后不适。75%乙醇进行口周消毒,铺消毒孔巾,保证术区无菌。②术后0.12%氯己定漱口水含漱 1 个月,必要时辅助抗菌药预防感染。

(3)局部麻醉:手术中应用局部浸润麻醉,或阻滞麻醉镇痛,使牙周手术在无痛状态下顺利进行。临床上多用阿替卡因和利多卡因。

(4)组织处理:术中操作仔细、轻柔、准确,避免对牙周组织损伤。在手术过程中及时安抚患者,使用锐利的手术器械。

(5)清创和根面平整:病变区暴露后,需要彻底清除残留牙石、肉芽组织等,并进行根面平整。

(6)缝合:注意无菌观念,缝合时将龈瓣固定,需完全覆盖骨面。

(7)术后护理:①牙周塞治剂覆盖创面,有止血、止痛作用。②嘱患者使用0.12%～0.2%氯己定漱口。③术后视患者全身情况,手术复杂程度,决定是否预防性使用抗生素。④必要时使用布洛芬缓解术后疼痛。1～2 周复诊,去除牙周塞治剂并拆线。

2.常见牙周手术

(1)龈切术:手术切除增生肥大的牙龈,或切除后牙的局部牙周袋,重建牙龈的正常生理外形和龈沟形态。

适应证:①增生性牙龈肥大。②后牙中等深度骨上袋。③牙龈瘤和妨碍进食的妊娠瘤。④阻生牙位置正常,其上有龈瓣覆盖。

禁忌证:①未进行牙周基础治疗,局部炎症未消除者。②袋底超过膜龈联合的深牙周袋。③牙槽骨缺损或骨形态不佳,需进行骨手术者。④前牙的牙周袋,若行龈切术易导致牙根暴露者。⑤全身情况不佳。

手术流程:①手术前准备。麻醉与消毒。②手术切口位置的标定。标出龈沟底或牙周袋底。③切口。15 号刀片或斧形龈刀,采用外斜切口,注意切入角度和位置,可为连续切口,也可个别间断。④清创。龈上洁治器刮除龈组织,彻底刮净残留牙石、病理性肉芽组织。⑤修整牙龈,重建牙龈生理外形。小弯剪刀或龈刀,修剪创面边缘及牙龈表面;生理盐水冲洗创面,纱布压迫止血。⑥外敷牙周塞治剂。完全止血后,创面敷牙周塞治剂。

(2)翻瓣术:手术切除部分牙周袋和袋内壁,翻瓣,直视下刮净龈下牙石和肉芽组织,必要时修整骨外形,并将龈瓣复位缝合,达到消除牙周袋或使牙周袋变浅的目的。

适应证:①基础治疗后仍有≥5 mm 深牙周袋,或复杂袋,袋壁有炎症,探诊出血。②牙周袋底超过膜龈联合。③牙槽骨有缺损,需修整骨外形,或进行牙周组织再生治疗。④牙周-牙髓联合病变,根分叉病变伴深牙周袋者。⑤范围较广,显著增生的牙龈,若只行牙龈切除术会形成过大的创面。

禁忌证:①未行牙周基础治疗,局部炎症未消除。②患者无法配合。③全身情况不佳。

手术流程:①翻瓣切口设计。水平切口:术区患牙向近远中各延伸1~2颗健康牙,包括内斜切口、沟内切口、牙间切口。纵形切口:也称垂直切口,可以减少组织张力,松弛龈瓣,更好地暴露术区。保留龈乳头切口:将龈乳头保持在某一侧龈瓣,而不是将其分为颊、舌部分,前牙美学及再生手术常用。②龈瓣种类。全厚瓣:包括龈组织全层及其下方骨膜,其被大部分翻瓣术采用。半厚瓣:只包括表层的牙龈上皮及其下方的一部分结缔组织。③龈瓣复位。原位复位:还可细分为复位于牙颈部、牙槽嵴顶处两类。根向复位:若深牙周袋底超过膜龈联合而附着龈较窄时可采用。④龈瓣缝合。牙间间断缝合:包括"8"字间断缝合和环形间断缝合。悬吊缝合:包括单颗牙的双乳头悬吊缝合、连续悬吊缝合、单侧连续悬吊缝合、双侧连续悬吊缝合。褥式缝合:适用两牙之间缝隙大,龈乳头宽时,包括水平和垂直褥式缝合。锚式缝合:常用于缺牙间隙处或最后一颗磨牙的远中龈瓣。⑤术后护理:术后使用牙周塞治剂,24小时内冷敷术区面部,术区当天不刷牙,局部使用0.2%氯已定漱口液含漱,1周后拆线。若为植骨术或牙周再生手术,一般10~14天拆线。

注意事项:术后可能出现的一些并发症及其对策。术后持续出血:采用压迫法止血,必要可采用电烧灼法止血。术后疼痛:去除过度伸展的牙周塞治剂;服用非甾体抗炎镇静药;服用抗生素抗感染。肿胀:注意预防性使用抗生素,术后3~4天一般会逐渐消退。术区牙齿咬合痛:需调整咬合高点,并注意去除感染及残留牙石等刺激物。全身性反应:注意预防性使用抗生素。塞治剂脱落:及时复诊,重新放置。

(3)冠延长术:通过手术方法,降低龈缘位置,去除相应牙槽骨,暴露健康牙齿结构,使过短的临床牙冠加长,有利于修复牙齿或解决美观问题。

适应证:①牙齿折裂至龈下影响修复,需将牙根断缘暴露。②龋坏达龈下、发生根管侧穿、牙根外吸收,其位置在牙颈1/3处,尚有保留价值。③修复体破坏了生物学宽度,需通过手术重建。④临床冠过短,影响修复体固位及正畸装置的粘接。⑤牙齿被动萌出不足、牙龈边缘位置低引起的露龈笑。

禁忌证:①牙根过短,冠根比例失调。②牙齿折断达龈下过多,切除骨后,剩下牙槽骨高度不足。③为暴露牙齿断缘,需切除过多牙槽骨,导致邻牙不协调,对邻牙造成明显损害者。④全身情况不建议进行手术者。

手术流程。①切口:切口设计需考虑前牙美学和牙断端的位置。附着龈不足时,采用根向复位瓣。②翻瓣及刮治:翻开全厚瓣,去除颈圈龈组织,刮除肉芽组织,暴露根面或牙根断面。③骨切除及骨修整:注意与邻牙骨嵴逐渐移行,协调一致。若为满足修复所需,则降低骨缘高度至断面下至少 3 mm;若为改善露龈笑,则降低骨缘至釉牙骨质界下至少 2 mm。④根面平整:对暴露的根面彻底行根面平整术。⑤龈瓣的修剪、复位及缝合:必要适当地修剪龈瓣,复位缝合于牙槽嵴顶处,一般采用牙间间断缝合。⑥术后护理。

注意事项:冠延长术后应待组织充分愈合、重建后再开始行修复体制作,术后 1~2 周最好先戴临时冠以利于牙龈成形,术后 6 周再制作永久修复体,若涉及美容修复则至少在术后 2 个月。

(4)引导性组织再生术:利用膜性材料作为屏障,阻挡愈合过程中牙龈上皮和结缔组织向根面生长,并提供一定空间,引导牙周膜细胞生长,从而在病变根面形成新牙骨质,埋入牙周膜纤维,达到新附着性愈合。

适应证。①骨下袋:三壁骨袋,窄而深的二壁骨袋。②根分叉病变:Ⅱ度根分叉病变。③牙龈局限性退缩:Miller Ⅰ度和Ⅱ度。

禁忌证:①口腔卫生不良。②患者期望值过高、依从性差。③多发性骨下袋。④Ⅲ度根分叉病变。⑤一壁骨袋。⑥水平型骨吸收。⑦冠方缺乏足够的软组织覆盖。⑧吸烟。

手术流程:①术前准备。麻醉与消毒。②切口。应尽量保存牙龈组织,保证黏骨膜瓣在复位后可以完全覆盖伤口。③清创及根面平整。彻底刮净根面牙石及肉芽组织,平整根面,EDTA 处理根面。④膜的选择和放置:依据骨缺损状况,选择合适术区的屏障膜,必要时对膜进行修剪。⑤瓣的复位与缝合:使龈瓣充分松弛,冠向复位,必须将膜完全覆盖。⑥术后护理:创面覆盖牙周塞治剂,术后 1~2 周全身抗生素预防感染,0.12%氯己定含漱 4~6 周,术后 10~14 天拆线。⑦二次取膜手术:若采用不可吸收性膜,应在术后 6~8 周将膜取出。

注意事项:影响 GTR 疗效的因素包括以下几项。①患者因素:患者自我菌斑控制情况;牙列中残存的感染牙位数;患者的年龄和全身状况;吸烟习惯;牙列维护阶段的依从性。②病损因素:存留牙槽骨的高度;牙齿的稳定性;骨缺损的解剖形态(骨袋的深度和宽度,根分叉病变的部位及程度,牙龈厚度)。③与手术技术及愈合期有关的因素:龈瓣的设计与处理;膜与根面间隙的形成与保持;屏障膜的合理放置;根面的预备与处理;伤口的关闭;术后牙龈退缩;术后菌斑控制;术后膜的暴露;取膜手术后龈瓣完全复位覆盖;可吸收膜的过早降解;牙周支持治疗。

（5）膜龈手术：仅涉及软组织的牙周成形术，以增加附着龈的宽度，覆盖裸露的根面，解决系带附着异常为目的。包括游离龈移植术（FGG）、侧向转位瓣术、上皮下结缔组织移植术（CTG）、系带修整术等术式。

游离龈移植术：①适应证。附着龈过窄或附着龈缺如，同时伴有以下情况者：牙槽黏膜或肌肉的牵拉，使牙面与龈缘分离；个别牙唇侧龈退缩，退缩牙龈的根方无附着龈或者附着龈过窄；前庭过浅，妨碍义齿佩戴，并影响口腔卫生保持；修复体欲做龈下边缘，但缺乏附着龈或附着龈过窄。牙龈过薄，预估正畸治疗后可能导致骨开裂、牙龈退缩。②手术流程。麻醉与消毒。受区准备：沿膜龈联合切开，翻开半厚瓣。从供区取游离龈组织：一般选上颌前磨牙至第一磨牙腭侧区域。游离龈组织的移植与缝合。术后护理：术区放置牙周塞治剂，3天内避免术区的唇颊软组织剧烈活动，术后0.12%氯己定漱口，10天拆线。

侧向转位瓣术：①适应证。个别牙唇侧龈裂或牙龈退缩，但暴露的根面较窄，同时邻牙牙周组织健康，牙槽骨有足够高度和厚度，附着龈较宽，前庭沟深度足够，可提供龈瓣且能侧向转移，将裸露根面覆盖。②手术流程。麻醉与消毒。受瓣区的准备：沿龈退缩边缘0.5~1 mm处做"V"形或"U"形切口。供瓣区的处理：需在患牙的近中或远中做一个半厚瓣，宽度为受瓣区1.5~2倍宽。龈瓣侧向转位、缝合固定。供瓣区创面的处理：术后邻近牙周组织会向供瓣区生长，修复创面。术后护理：同游离龈移植术，术后1周拆线。

上皮下结缔组织移植术：①适应证。单颗牙或多颗牙的 Miller Ⅰ度和Ⅱ度牙龈退缩。②手术流程。裸露根面的处理：根面平整，适当降低根面凸度。受植区处理：距龈乳头顶部2 mm做水平切口（不包括龈乳头），半厚瓣翻瓣。供区获取游离结缔组织：切取上颌前磨牙及磨牙腭侧牙龈，获得适当大小的结缔组织。游离结缔组织的移植：适当修剪结缔组织，用细针、细线将组织固定于骨膜及龈乳头。半厚瓣的复位：冠向复位，至少覆盖移植组织的1/2~2/3，缝合固定。供区的处理：供区半厚瓣复位缝合。保护剂的放置：术区先覆以锡箔，再放置牙周保护剂。术后处理：同游离龈移植术，术后1周拆线。

系带修整术：①适应证。系带附着位置不佳，过于靠近龈缘，唇、颊活动时龈缘受牵拉与牙齿分离；系带粗大并附着至龈缘处，中切牙出现间隙者。②手术流程。局部麻醉下，止血钳夹住系带，在止血钳上、下各做一切口达前庭沟，切除止血钳所夹部分，钝性分离纤维组织，松弛系带，创口呈菱形，间断缝合，压迫止血，1周后拆线。

第三节 牙周炎伴发疾病

一、牙周-牙髓联合病变

牙周-牙髓联合病变是指患牙同时存在牙周病变和牙髓病变。在解剖学上，牙周组织和牙髓组织是互通的，因此两者的感染可互相影响，最终导致联合病变的发生。

(一)诊断

临床类型主要可分为 3 类：牙髓病变对牙周的影响；牙周病变对牙髓的影响；牙周病与牙髓病并存。

1.牙髓病变对牙周的影响

(1)根尖周的急性感染导致牙槽脓肿的形成，脓液可从阻力较小的牙周组织途径排脓。该型牙周破坏的实质是牙髓炎症的排脓通道，其主要途径有两个：①脓液由牙周膜间隙向龈沟排出，迅速形成单一、窄而深达根尖的牙周袋。②脓液由根尖周组织穿透牙槽骨达骨膜下，并向龈沟排出，形成宽而深的牙周袋，不能探及根尖，多见于唇颊侧骨板较薄处(图 7-6)。

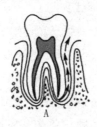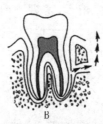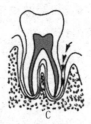

图 7-6 牙髓病变示意图

A.由牙周膜间隙向龈沟排出；B.由根尖周组织穿透牙槽骨达骨膜下；C.逆行性牙周炎

本病在临床上易与牙周脓肿混淆，其具体的临床特点是：患牙无明显的牙槽嵴吸收，余牙一般也无严重的牙周炎，患牙多为死髓牙，X 线片常表现为"烧瓶形"病变。

(2)牙髓治疗中根管壁侧穿或髓室底穿通、根管或牙腔内封有烈性药，均可伤及牙周组织，造成牙周病变。该型的临床特点是：患牙无活力常出现钝痛或咬合痛，并伴有局限的深牙周袋，X 线片早期可见仅围绕一侧牙根的牙周膜增宽影像或窄的"日晕状"根尖暗影。根管治疗后,有些牙可发生牙根纵裂:临床表现为患牙钝痛、咬物痛、局限的深牙周袋、反复发生牙周脓肿。X片常表现为围绕患根一侧的牙周膜增宽影,晚期发生患根周围骨吸收。

2.牙周病变对牙髓的影响

(1)长期的牙周病变:牙周袋内的毒素可对牙髓形成慢性、少量的刺激,可导致轻度炎症及修复性牙本质的形成,甚至引起牙髓慢性炎症,最终导致牙髓坏死。

(2)逆行性牙髓炎:深牙周袋内的细菌、毒素进入牙髓,引起牙髓病变,急性发作时常表现为急性牙髓炎症状。检查时患牙常有Ⅱ度以上的松动度,激发痛,以及深达根尖的牙周袋或严重的牙龈退缩。

(3)牙周治疗对牙髓的影响:牙周刮治和根面平整时,常刮除表面牙骨质,使牙本质暴露,造成根面敏感及牙髓反应性改变。牙周袋内或根面的用药均可刺激牙髓。一般情况下,临床常无明显症状。

3.牙周病与牙髓病并存

发生在一颗牙齿上的各自独立的牙髓和牙周病变。病变发展严重时,两者相互融合影响,称为"真正的联合病变"。

(二)鉴别诊断

急性根尖周炎:患牙常有咬合痛、叩痛,根尖部扣诊不适。根尖部脓液通过突破根尖附近骨膜到黏膜下形成瘘管或窦道排脓,不涉及牙周组织。

(三)治疗

应尽量找出原发病因,积极地处理牙周、牙髓两方面的病变,彻底消除感染源。

(1)牙髓引起的牙周病变应尽早进行牙髓治疗。病程短者根管治疗后牙周病变即可愈合;病程长者根管治疗开始后,同时或尽快进行牙周治疗。

(2)患牙存在深牙周袋,但牙髓尚好者,应先行牙周治疗,治疗效果不佳者,应进一步明确牙髓活力,以确定是否行牙髓治疗。对于牙髓活力迟钝的患牙,应同时行牙髓治疗,以利于牙周病变的愈合。

(3)逆行性牙髓炎:患牙能否保留主要取决于该牙的牙周病变的程度和牙周治疗的预后。若预后佳,可先行根管治疗,同时开始牙周治疗;若牙周病变已十分严重,或患牙过于松动,则可考虑直接拔除患牙。

二、根分叉病变

根分叉病变是指牙周炎的病变和破坏波及多根牙的根分叉区,在该处出现牙周袋,附着丧失和牙槽骨吸收。可发生于任何类型的牙周炎。下颌第一磨牙患病率最高,上颌前磨牙最低。

(一)诊断

正常情况下,根分叉区充满着牙槽骨间隔,无法从龈沟内探到分叉区,当牙周袋吸收波及此区,便可从临床上探查到牙根分叉。根据探诊和X线片来判断病变的程度,常用Glickman分类来指导治疗和判断预后(图7-7、表7-8)。

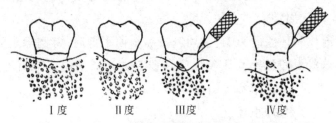

I度　　　　　II度　　　　　III度　　　　　IV度

图7-7　根分叉病变分类示意图

表7-8　根分叉病变分类

分类	病变程度	探诊	X线检查
I度	分叉区内的骨质吸收轻微	从牙周袋内已能探到根分叉的外形,但尚不能水平探入分叉内	X线片无改变,主要靠临床探诊发现
II度	在多根牙的一个或一个以上的根分叉区内已有骨吸收,但分叉区内尚余吸收的牙槽骨	病变尚未与对侧相通	X线片一般仅显示分叉区的牙周膜增宽,或骨密度有小范围降低
III度	根分叉区内的牙槽骨被全部吸收,形成"贯通性"病变,但它仍被牙周袋软组织所覆盖而未直接暴露于口腔	探针能水平贯通分叉区	下颌磨牙的III度病变在X线片上可见完全的透影区,但有时会因牙根互相靠近或与外斜线的重叠而使病变不明显,上颌的病变则容易与腭根影像重叠而不明显

续表

分类	病变程度	探诊	X线检查
Ⅳ度	根尖骨隔完全破坏,且牙龈退缩而使病变的根分叉区完全暴露于口腔中	探针能水平贯通分叉区	与Ⅲ度病变相似

此外,根分叉病变区还可呈现不同的临床表现。

(1)根分叉区易于积存菌斑,所以该处的牙周袋常有明显的炎症或溢脓,但有时表面看似正常,但袋内壁却有炎症,探诊后出血常提示深部存在炎症。

(2)早期牙齿尚不松动,晚期可出现牙齿松动。当治疗不彻底或其他原因使袋内渗出物引流不畅时,易发生急性牙周脓肿。

(3)当病变使牙根暴露或发生根面龋,或牙髓受累时,患牙出现对温度敏感甚至自发痛等症状。

(二)治疗

与单根牙病变处理基本一致。

1.治疗目标

(1)去除根分叉病变区内牙根面的牙石及菌斑,控制局部炎症。

(2)采用手术方法形成利于自我菌斑控制和维持疗效的局部解剖外形。

(3)争取一定程度的牙周组织新附着。

2.治疗方案选择

临床上根据 Glickman 分度法制订治疗方案。

(1)Ⅰ度:牙周袋一般不深,且为骨上袋,若根分叉相应处牙槽骨外形尚佳,则仅做龈下刮治。若牙周袋较深,应于基础治疗后,行翻瓣手术。并消除其他局部刺激因素,如不良修复体、龋洞、𬌗创伤等。

(2)Ⅱ度:依据骨破坏程度、牙周袋深度以及是否存在牙龈退缩等条件,选用如下治疗方法。①促使骨质新生以修复病损:对骨质破坏不太多,根柱较长,牙龈能充分覆盖根分叉开口处的下颌磨牙Ⅱ度病变,可以实施引导性牙周组织再生手术。此法也可适用于上颌磨牙的颊侧病变,其目的是获得根分叉处的牙周组织再生。②暴露分叉区:对于根分叉区骨破坏较多,牙龈有退缩,术后难以完全覆盖分叉区者,可做根向复位瓣手术和骨成形术。一般不宜只做牙周袋切除术,因为会使该区的附着龈变窄,而且切除后牙龈因保持生物学宽度而仍易重新长高,使牙周袋复发而再度覆盖根分叉区。

(3)Ⅲ度和Ⅳ度病变：治疗目的是使根分叉区充分暴露，以利菌斑控制。颊侧牙周袋若有足够宽的附着龈，可行袋壁切除术；若附着龈较窄，则应行翻瓣术。

(4)其他情况：多根牙不同根，其病变情况不同，则可选择截根术、分根术或牙半切除术等，使根分叉病变患牙得以保存并长期行使功能。

三、牙周脓肿

牙周脓肿是牙周炎发展到晚期形成深牙周袋后出现的伴发症状。它是局限于深部牙周结缔组织或牙周袋壁中的化脓性炎症。常为急性脓肿，也可表现为慢性牙周脓肿。可发生于任何一型牙周炎患者。

(一)诊断

1.急性牙周脓肿

可单发，也可多发，多发时伴全身不适。

(1)牙龈局限性肿胀。

(2)可有波动性疼痛。

(3)牙齿松动度增加。

(4)牙齿浮起感，叩痛。

(5)深牙周袋，袋内溢脓。

2.慢性牙周脓肿

急性期后未及时治疗或反复急性发作。

(1)牙龈窦道或袋口膨胀。

(2)咬合不适或钝痛。

(3)叩痛不明显。

(二)鉴别诊断

本病应与牙槽脓肿、牙龈脓肿相鉴别，详见表7-9。

表 7-9　牙周脓肿与牙槽脓肿、牙龈脓肿对比

对比项目	牙周脓肿	牙槽脓肿	牙龈脓肿
感染来源	牙周袋	牙髓病或根尖周感染	异物刺入牙龈
牙周袋	有	一般无	一般无
牙体情况	一般无龋	有龋或非龋疾病或修复体	一般无龋
牙髓活力	有	无	有
脓肿部位	牙周袋壁	范围弥散，龈颊沟附近	龈缘、龈乳头

续表

对比项目	牙周脓肿	牙槽脓肿	牙龈脓肿
疼痛程度	相对较轻	较重	相对较轻
牙松动度	松动明显	治愈后可恢复松动	无明显松动
叩痛	相对较轻	很重	较轻
X线表现	牙槽骨嵴有破坏,可及骨下袋	根尖周有骨质破坏,也可无	一般无
病程	较短,3~4天可自溃	相对较长,脓液从黏膜排出5~6天	去除异物后即可

(三)治疗

1.急性牙周脓肿

(1)脓肿初期脓液尚未形成:清除大块牙石,牙周冲洗,全身应用抗生素控制感染,局部抗菌药治疗。

(2)脓液形成:脓肿切开引流、冲洗,局部置抗菌药。

2.慢性牙周脓肿

基础治疗后行牙周翻瓣手术。

四、牙龈退缩

牙龈退缩是指牙龈缘向釉牙骨质界的根方退缩致使牙根暴露,该处也发生牙槽骨的吸收,影响美观及引起根面敏感等症状。

(一)病因

1.刷牙不当

如使用过硬牙刷、牙膏中摩擦剂太粗及拉锯式横刷法等。

2.不良修复体

如低位卡环、基托边缘压迫龈缘等。

3.解剖因素

牙齿的唇(颊)向错位使唇侧牙槽骨变薄,甚至骨开窗或骨开裂,此类牙受创伤或者外力后容易发生骨板吸收,致使牙龈退缩。

4.正畸力与咬合力

正畸过程中牙齿在牙槽突范围内或者舌侧移动,较少发生牙龈退缩。若向唇颊侧移动,则容易发生牙龈退缩。

5.牙周炎治疗后

牙周炎经过治疗后,炎症消退,牙周袋壁退缩,或牙周手术切除牙周袋,致使牙根暴露。

(二)诊断

Miller(1995)对牙龈退缩的程度(主要是前牙)提出了分类法,用于牙龈美容手术的指导(图7-8)。

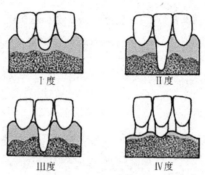

Ⅰ度　　　　　　　　　Ⅱ度

Ⅲ度　　　　　　　　　Ⅳ度

图 7-8　Miller 分类法示意图

1.Ⅰ度

牙龈退缩未达到膜龈联合,邻牙无牙槽骨或牙间乳头的丧失。

2.Ⅱ度

牙龈退缩达到或超过膜龈联合,但邻牙无牙槽骨或牙间乳头的丧失。

3.Ⅲ度

牙龈退缩达到或超过膜龈联合,邻牙牙槽骨丧失或有牙间乳头的丧失,位于釉牙骨质界的根方,但仍位于唇侧退缩龈缘的冠方。

4.Ⅳ度

牙龈退缩超过膜龈联合,邻面骨丧失达到唇侧龈退缩水平。

(三)临床表现

(1)牙龈退缩可累及单颗个牙、多颗牙或者全口牙。

(2)牙龈可有炎症或无明显症状。

(3)牙根面敏感:在牙周刮治过程中,根面的牙骨质常被刮除,治疗后牙龈退缩,牙本质暴露于牙周袋内或口腔内,使温度、机械和化学刺激等直接通过牙本质小管传入牙髓,产生牙根敏感症状。

(4)食物嵌塞和根面龋:牙龈退缩使根面暴露,当伴有龈乳头退缩时,牙间隙增大,常导致水平型食物嵌塞。若不及时取出食物或者未进行适当的邻面菌斑控制,暴露根面则易发生根面龋。

(四)治疗

对因治疗,防止退缩加重。

(1)少量、均匀的牙龈退缩无明显临床症状,可不治疗。

(2)若牙龈退缩持续进展,则针对不同原因进行治疗,如改变刷牙方式,调改不良修复体,调整合适的正畸力和咬合力等。

(3)牙周治疗后的牙根面敏感一般无须特殊处理,少数症状严重者,可用脱敏药物局部治疗。

(4)有食物嵌塞和根面龋的患者无特殊治疗方法,主要是菌斑控制,防止病情加重。

(5)对于个别或者少数前牙退缩影响美观者,可用侧向转位瓣手术、游离龈瓣移植术等覆盖暴露的根面。

第八章

口腔黏膜疾病

第一节 口腔溃疡

口腔溃疡是一种常见的口腔黏膜病,很多疾病都可表现为溃疡,例如复发性阿弗他溃疡、白塞病、创伤性溃疡、放射性口炎、口腔结核性溃疡、口腔癌、艾滋病等。其中最常见的疾病是复发性阿弗他溃疡。有些病毒感染性疾病例如单纯疱疹、三叉神经带状疱疹、疱疹性咽峡炎、手足口病等,在口腔也表现为溃疡。

一、复发性阿弗他溃疡

复发性阿弗他溃疡又称复发性口腔溃疡(ROU)、复发性口疮,是最常见的口腔黏膜溃疡性损害。发病因素并不十分明确,主要与免疫、遗传、某些慢性系统性疾病、环境、精神等因素有关。患病率为 10%～30%。按溃疡的大小、深浅及数目不同可分为 3 型:轻型、疱疹型、重型。

(一)临床表现

无论哪一类型的复发性阿弗他溃疡都具有溃疡周期性反复发作的病史,发作期和间歇期的时间长短不一,位置不固定,具有自限性,可自行愈合,但是不同类型的溃疡愈合的时间会有所不同。好发于黏膜上皮角化较差的区域。溃疡呈圆形或椭圆形,具有"红、黄、凹、痛"的特点,即溃疡中心凹陷,表面有黄白色假膜覆盖,周围黏膜充血,疼痛明显。

1.轻型复发性阿弗他溃疡(轻型口疮)

(1)溃疡直径多为 2～5 mm 大小,边缘整齐。

(2)数目较少。

(3)一般溃疡 7～10 天可自愈,愈合后不留瘢痕。

2.疱疹型复发性阿弗他溃疡(口炎型口疮)

(1)溃疡大小同轻型复发性阿弗他溃疡,但是数目非常多,可达 10 个以上,甚至更多。

(2)溃疡散在分布,不成簇聚集,呈"满天星"表现。

(3)溃疡周围黏膜充血非常明显,疼痛较轻型口疮明显。

(4)相应部位淋巴结肿大,唾液量增多,有时伴有头痛、发热等全身症状。

3.重型复发性阿弗他溃疡(腺周口疮、复发性坏死性黏膜腺周围炎)

(1)溃疡直径>5 mm,可达 1~2 cm 或以上,周围黏膜充血水肿,边缘隆起,溃疡基底部稍硬,表面有灰黄色假膜或坏死组织,中央凹陷,呈"弹坑状"。

(2)溃疡数目少,多为单发,2 个以上比较少见,有时可伴有轻型口疮。

(3)溃疡持续时间长,可达 1 个月以上。

(4)疼痛剧烈,有时伴有相应部位淋巴结肿大。

(5)溃疡波及黏膜下层及腺体,愈合后留有瘢痕。

(6)溃疡最初发作时好发于口角处,可有逐步向口腔后部移行的趋势,发生于软腭、悬雍垂等部位,反复发作易造成组织缺损。

(二)诊断

复发性阿弗他溃疡没有特异性的实验室检测指标,诊断主要依据病史特点以及临床表现。

(1)病史特点:口腔溃疡反复发作,位置不固定,具有周期性和自限性。

(2)临床表现的特点:溃疡好发于口腔黏膜角化较差的部位,具有"红、黄、凹、痛"的特点。

(3)如果认为其发病与某些全身系统性疾病相关,可以做相应的实验室检查,如血常规等。

(三)鉴别诊断

1.白塞病

病因不明确,可能与遗传、免疫、感染等因素有关。口腔内反复发作的口腔溃疡是白塞病患者的首发和必发症状,因此在确诊复发性阿弗他溃疡时应注意详细询问患者病史,尤其注意眼部、外阴、皮肤等部位有无病损,与白塞病进行鉴别。

白塞病的诊断标准:白塞病在复发性口腔溃疡的基础上,加上以下任意两项即可确诊。①复发性生殖器溃疡。②眼疾(葡萄膜炎、视网膜炎)。③皮肤损害

（结节红斑）。④皮肤针刺反应阳性。

2.疱疹型复发性阿弗他溃疡（口炎型口疮）

本病应与原发性疱疹性龈口炎鉴别（表8-1）。

表8-1 疱疹型复发性阿弗他溃疡与原发性疱疹性龈口炎鉴别

鉴别项目	疱疹型复发性阿弗他溃疡	原发性疱疹性龈口炎
好发年龄	中青年	婴幼儿好发
全身症状	出现口腔溃疡时可有头痛、低热等全身不适，反应较轻	出现口腔溃疡前有高热病史，反应较重
发作情况	反复发作	急性发作
发作部位特点	好发于口腔黏膜上皮角化较差的区域	溃疡可以出现在口腔黏膜的任何部位，包括角化良好的部位
临床表现	溃疡呈圆形或椭圆形，散在分布，不成簇聚集，呈"满天星"表现；溃疡周围黏膜充血非常明显	出现溃疡前，先有成簇小水泡出现，极易破溃形成相互融合的较大的溃疡，边缘不规则，牙龈广泛急性炎症
皮肤病损	无皮肤病损	可出现皮肤损害

（四）治疗

目前国内外还没有根治复发性阿弗他溃疡的特效方法，因此，治疗主要以对症治疗为主，减轻局部症状，促进溃疡愈合，尽量延长间歇期，缩短发作期。

（1）寻找可能引起复发性阿弗他溃疡的诱因，尽量加以避免。

（2）患者症状较轻时，应当以局部治疗为主，以缓解临床症状。可应用含漱剂，含糖皮质激素类的膏剂、膜剂、散剂、凝胶等，促进溃疡愈合。疼痛明显时，可局部应用止痛剂。

可应用的药物主要有以下几种。①局部止痛剂：利多卡因凝胶、喷剂，苯佐卡因凝胶等。②局部应用含糖皮质激素类的膏剂、膜剂、散剂、凝胶等，促进溃疡愈合。③局部含漱剂：0.1%依沙吖啶、0.05%氯己定含漱剂含漱等。④促进溃疡愈合药物：重组人表皮生长因子凝胶、外用溶液；重组牛碱性成纤维细胞生长因子凝胶、外用溶液等。

（3）患者症状比较重，发作频繁，需采用全身和局部治疗相结合。全身药物治疗：应用糖皮质激素泼尼松、泼尼松龙等，以及免疫抑制剂或免疫调节剂：沙利度胺、转移因子等。尽量延长间歇期，减少复发。

局部治疗除了采用上述药物以外，对于深大的溃疡，可采用皮质激素局部封闭的方法促进溃疡愈合,用 2.5% 醋酸泼尼松混悬液 0.5～1 mL,加入 2% 利多卡因 0.3～0.5 mL 在溃疡基底部注射,每周 1 次,促进溃疡愈合。

二、创伤性溃疡

创伤性溃疡是由于长期慢性机械性刺激,如残根、残冠、过锐的牙尖或边缘嵴、制作不良的义齿等,导致相应部位产生的软组织损害。

(一)临床表现

(1)溃疡发生在邻近或接触刺激因子的部位,其形态常能与刺激因子相吻合。

(2)溃疡比较深大,可达黏膜下层,呈灰白色,周围黏膜水肿发白,疼痛并不明显。

(3)多数无溃疡复发史。

(4)若除去刺激因素溃疡能很快愈合。

(二)诊断

有明确的局部刺激因素存在,溃疡发作的部位与刺激因素相吻合,一般没有溃疡反复发作病史,刺激因素去除后,溃疡可以愈合。

(三)鉴别诊断

与腺周口疮、癌性溃疡、结核性溃疡、坏死性唾液腺化生等深大溃疡的临床表现相似,在明确诊断时应注意鉴别。主要鉴别点参见腺周口疮部分。

(四)治疗

(1)治疗创伤性溃疡首先要去除刺激因素,拔除相关的残根、残冠,去除制作不良的修复体等。

(2)其次是局部应用糖皮质激素类膏剂、凝胶等、养阴生肌散等消毒防腐药物促进溃疡愈合。观察溃疡至完全愈合。

(3)治疗创伤性溃疡时还应注意如果有全身症状或继发感染者可应用抗生素。

第二节　唇舌疾病

一、慢性非特异性唇炎

慢性非特异性唇炎又称慢性唇炎,是不能归入各种有特殊病理变化或病因的唇炎,主要表现为唇部反复肿胀、脱屑、皲裂及痂皮,为临床常见病,病程迁延,反复发作。

(一)临床表现

(1)上、下唇均可发病,更好发于下唇。

(2)反复发作,时轻时重,干燥季节加重,持续不愈。

(二)疾病分型

1.慢性脱屑性唇炎

唇红部干燥、皲裂,表面有黄白色的脱屑,脱屑可没有疼痛地撕下,下面是鲜红的"无皮"样组织。口周皮肤和口腔内的黏膜组织常不会被累及。患者一般无症状,如果继发感染会出现局部肿胀、疼痛等表现。

2.慢性糜烂性唇炎

唇红部反复糜烂,有炎性渗出物,形成黄色结痂;如果有出血可形成血痂。痂皮脱落可形成糜烂面,疼痛明显。患者可有发胀、发痒的症状。

(三)诊断

病程反复发作,时轻时重,尤其是在寒冷、干燥的季节里发生,唇红部出现的反复干燥、脱屑、渗出、结痂、疼痛等临床特点,在排除其他的特异性唇炎后可做出诊断。

(四)鉴别诊断

1.过敏性唇炎

有药物过敏史及用药史。

2.唇扁平苔藓

扁平苔藓病损可见白色花纹。

3.盘状红斑狼疮

下唇好发,病损区可越过唇红缘到达皮肤,中心略凹陷呈盘状,病损周围可见放射状细白条纹。

(五)治疗

(1)避免一切外界刺激,纠正不良习惯。

(2)病情较轻者,可仅用医用甘油或金霉素甘油局部涂布治疗。

(3)慢性脱屑性唇炎:有脱屑、皲裂者可先用温水局部湿敷去除脱屑,涂布抗生素或激素类软膏,如金霉素眼膏、氟轻松软膏、曲安奈德乳膏等局部涂布。注意不可长期应用,每日只需涂布 6～8 小时即可。

(4)慢性糜烂性唇炎:以药液局部湿敷为主要治疗手段,用消毒抗炎液体(如 3％硼酸溶液、5％生理盐水等)或有清热解毒功效的中药药液(如五百液)的消毒纱布湿敷患处,每日 1～2 次,每次 15～20 分钟,待痂皮脱落后撒布皮质散、珍珠粉等。直至结痂消除,渗出停止,皲裂愈合,才能涂布软膏类药物。

(5)局部注射曲安奈德液、泼尼松龙混悬液等有助于促进愈合,减少渗出,但不可过繁,以每周 1 次,每次 0.5 mL 为宜,一旦病情好转,即停止。

(6)维生素 A 每片 2.5 万单位,每日口服 1 片,可改善上皮代谢,减少鳞屑。

二、地图舌

地图舌是一种发生在舌黏膜浅层的非感染性舌炎。由于它的病损表现在舌面的不同部位,并可变换大小和形状,具有游走性的特点,所以又称游走性舌炎。儿童多发,尤以 6 个月至 3 岁小儿多见,也可发生在中青年。成人常伴沟纹舌。

(一)临床表现

(1)病变好发于舌尖、舌背和舌缘。

(2)病变部位由周边区和中央区组成,中央区表现为丝状乳头萎缩微凹,呈圆形或椭圆形红斑,单发或多发性,可扩大或融合,周边为丝状乳头增厚,呈白黄色稍微隆起的弧形边缘。

(3)病损具有游走性,可在一昼夜间改变其原来的形态和位置。病损一般不越过人字沟。

(4)病变区一般无疼痛等不良感觉,但继发感染和受局部刺激后可有轻度麻木不适感。

(5)地图舌往往有自限性,间歇缓解期时黏膜恢复如常。

(二)诊断

儿童多发,女性发病多于男性。病变好发于舌尖、舌背和舌缘,具有形态不断变化的游走性特征。

(三)鉴别诊断

1.舌部扁平苔藓

以白色斑块或者条纹损害为主,呈灰白珠光色,由细小白纹构成,无昼夜间游走变位特征。

2.萎缩性假丝酵母菌感染

舌乳头萎缩多在舌背中、后方,逐渐发展到整个舌背,周边无明显高起的舌乳头。往往伴口干、烧灼感、口角炎,病损区涂片可见假丝酵母菌菌丝。

(四)治疗

(1)无症状者一般无须治疗。心理疏导比药物治疗更重要,以消除患者恐惧心理为主要治疗目标。

(2)伴发沟纹舌或者假丝酵母菌感染者,局部抗炎和对症治疗,用3%～5%碳酸氢钠、0.05%氯己定等含漱控制感染,并保持口腔清洁。

(3)要避免食用热、辣、酸及干咸坚果等可对局部产生刺激作用的食物。

三、沟纹舌

沟纹舌是较常见的舌疾病,舌背上呈纵横交叉的裂沟又称为裂舌,常与游走性舌炎伴发。表现为舌背出现裂隙。

(一)临床表现

(1)舌背出现大小、数目、形态及深度不一的裂纹或沟纹,也可发生在舌侧缘。

(2)沟底黏膜连续完整,沟底丝状乳头缺如,沟侧壁丝状乳头稀少,黏膜可因萎缩变薄而呈鲜红色。舌的软硬度及生理功能均正常。

(3)患者常无自觉症状,但继发感染会出现疼痛等自觉症状。

(4)沟纹舌常伴地图舌,舌体通常较肥大,可形成巨舌。

(二)诊断

以沟深 2 mm 以上,沟长 15 mm 以上,且病程半年以上,有疼痛等自觉症状为诊断标准。

(三)鉴别诊断

深沟纹应与舌开裂性创伤鉴别。后者常有创伤史、疼痛明显,舌黏膜连续性中断,有渗血。

(四)治疗

(1)无症状者一般不需治疗,但要消除患者的恐惧心理。

(2)保持口腔卫生,清除滞留于沟内的食物残渣,可用清水或含漱液漱口。

(3)炎症时可局部应用消炎及抗感染药物,如可用 0.2%氯己定、2%碳酸氢钠等漱口。有疼痛症状者,可饭前局部用麻醉剂漱口。

(4)假丝酵母菌感染用抗真菌治疗,可口含制霉菌素。

(5)伴有贫血或维生素缺乏者可用 B 族维生素、铁剂等内服。

(6)精神紧张者可口服谷维素、地西泮(安定)等。

(7)正中纵深沟裂疼痛难忍者,可考虑手术切除沟裂部位后拉拢缝合,恢复外形。

四、萎缩性舌炎

萎缩性舌炎是指由多种全身性疾病引起的舌黏膜的萎缩性改变。舌黏膜表面的舌乳头相继萎缩消失,舌上皮全层至舌肌均可能萎缩变薄,全舌色泽红,光滑如镜面,也可呈苍白,故又称光滑舌或镜面舌。

(一)临床表现

(1)好发于有系统性疾病的中老年妇女

(2)舌背乳头萎缩,舌背光滑色绛红或苍白,无舌苔,口腔其他部位黏膜也可出现萎缩,进烫食、辛辣食物时烧灼感明显。

(3)严重时舌肌变薄而呈现舌体干瘦,累及食管时可出现咽下困难的症状。

(4)有的患者出现味觉异常或味觉丧失。

(5)干燥综合征引起者可同时有口干、眼干或者伴发结缔组织病症。

(6)假丝酵母菌引起者表现为周界弥漫不清的红斑,可同时发生颊、腭、口角区的类似红斑,病损区涂片镜检可见菌丝,有口干、烧灼感或疼痛、发木感等。

(二)诊断

(1)特有症状:舌乳头萎缩引起的舌光滑色红,似镜面。

(2)全身系统性疾病在其他系统的表现。进一步的血清铁浓度、总铁结合力、自身抗体检查、假丝酵母菌检测等有助于明确病因和针对性治疗。

(三)鉴别诊断

(1)舌扁平苔藓:可发生舌乳头萎缩变薄,呈鲜红色。但萎缩区周围常有珠光白色损害;萎缩区易发生糜烂。其他黏膜处可有白色角化条纹。

(2)慢性萎缩型假丝酵母菌病:表现为边界不清的红斑和黏膜萎缩。其他处黏膜可有类似发红,可伴口角炎。病损区检查可见假丝酵母菌丝。

(3)地图舌病损为游走性,病变周围 1 mm 宽水肿,成周边凹陷高起的不规则图形。

(四)治疗

1.对症治疗

应停止吸烟、饮酒及尽量避免服用引起口干的药物如阿托品等,局部抗菌含漱漱口水,保持口腔卫生清洁;口干明显者可口服1%毛果芸香碱1～2 mL,枸杞酸糖浆40 mL,加蒸馏水至200 mL配制的人工唾液。每日数次,每次约10 mL,含服。

2.对因治疗

(1)正色素性大细胞贫血者:应口服叶酸5～10 mg,每日3次。胃肠道不能吸收者,可肌内注射亚叶酸钙5～10 mg,每日1次。

(2)低色素性小细胞贫血者:铁剂的补充以口服制剂为首选。餐后服用,减少对胃肠道刺激。忌与茶同服。每天服元素铁150～200 g。对于口服铁不能耐受,可改用胃肠外给药。常用右旋糖酐铁或山梨醇铁肌内注射。

(3)B族维生素缺乏者:应以维生素B_{12} 500 μg,肌内注射,每周2次。对于恶性贫血或全胃切除者需终身用维生素B_{12}维持治疗。

(4)烟酸缺乏者:可给烟酸酰胺片100 mg,每天2～3片,每日3次,口服;或烟酸酰胺针剂,100 mg/mL,每次1支,每日1次,肌内注射。

(5)假丝酵母菌感染者:应予以抗真菌治疗。

第三节　变态反应性疾病

一、药物过敏性口炎

药物过敏性口炎是药物通过口服、注射或局部涂搽、含漱等不同途径进入过敏体质者机体内引起的黏膜及皮肤的超敏反应性疾病。严重者可累及机体其他系统。引起药物变态反应的药物很多,常见的有解热止痛药、安眠镇静药、磺胺类药、抗生素药等药物。而一些安全的药如维生素、中草药等也有致敏的可能。皮质激素类药物也有可能致敏。

(一)临床表现

(1)药物引起变态反应需要一定的潜伏期,由初次24～48小时发作,反复发作缩短至数小时或数分钟。

(2)病损可单发于口腔,也可伴有皮肤或其他部位黏膜损害。口腔病损好发于唇、颊、舌和上腭。常见病损为单个或几个大小不等的水疱,水疱破溃后形成糜烂或溃疡,表面有黄白色渗出物,疼痛明显。

(3)皮肤病损好发于颜面部、四肢,常单个发生。表现为红斑、丘疹、大疱等,最常见的病损为圆形红斑。

(4)病损出现在比较固定的位置,又称为固定药疹。常见于唇部周围皮肤,多有色素沉着。发病时呈暗红色,边缘比较齐,圆形或椭圆形。

(5)重症药物超敏反应,又称莱氏综合征,可发生全身性广泛性大疱,波及全身体窍、黏膜和内脏,为急性发病,有较重的全身症状。

(二)诊断

(1)有明确的用药史或曾有药物过敏史,用药和发病时间有因果关系。

(2)突然发生的急性炎症,口腔黏膜红肿、红斑、起疱,疱破溃形成糜烂面,渗出多。皮肤有红斑、疱疹及丘疹等病变。

(3)停用可疑致敏药物后,病损很快愈合。

(三)治疗

(1)立即停用一切可疑致敏药物以及与其结构相似的药物。

(2)静脉注射维生素 C、10%葡萄糖酸钙,可增加血管的致密性,减少渗出,减轻炎症反应。

(3)应用抗过敏药物,内服抗组胺类药物,如氯苯那敏、赛庚啶、苯海拉明。

(4)视病情轻重给予肾上腺皮质激素。轻症者可给泼尼松每日 15～30 mg,分 3 次口服,控制病情后逐渐减量,病情一般在 1～2 周内可得到缓解;重症者可给氢化可的松 100～200 mg、维生素 C 1～2 g 加入 5%～10%的葡萄糖 1 000～2 000 mL 中静脉点滴,每日 1 次。用药 3～5 天病情改善后,以适量泼尼松口服代替。

(5)为了预防继发感染,必要时谨慎选用一种与致敏药物在结构上不相似的抗生素。

(6)口腔局部以对症治疗及保持局部清洁、止痛消炎、预防继发感染为主。可用 0.05%氯己定溶液等唇部湿敷及含漱。局部病损处涂抹消炎、防腐、止痛药膏,如抗生素及含肾上腺皮质激素的软膏等。皮肤病损可用 2%硼酸钠或生理盐水洗涤后上消毒粉剂或炉甘石洗剂、氢化可的松霜等。局部使用的药物应排除引起变态反应者。

二、多形性红斑

多形性红斑又称多形性渗出性红斑,是黏膜皮肤的一种急性渗出性炎症性疾病。发病急,具有自限性和复发性。黏膜和皮肤可同时发病,或单独发病。病损表现为多种形式,如红斑、丘疹、疱疹、糜烂及结节等。

(一)诊断

(1)多形性红斑为突然发生的急性炎症,发病与季节有关,春、秋季常见。

(2)诱发因素:有些患者能询问出发病前的用药史,或进食某些食物,接触某环境而诱发的疾病。

(3)口腔黏膜广泛地充血、发红、水肿,并有大面积糜烂,表面渗出多,形成厚的假膜;易出血,有剧烈疼痛。皮肤可见多种病损,如红斑、丘疹,特别是虹膜状红斑有诊断意义。

(4)病程短,发病有自限性和复发性。

(5)若出现口腔黏膜、皮肤、眼和生殖器黏膜等多腔孔损害,则不难诊断。

(二)鉴别诊断

1.疱疹性口炎

临床表现为口腔黏膜上小水疱有成簇性,由小水疱可融合成疱。除口周皮肤有时可见病损外,一般无皮损。

2.寻常性天疱疮

临床表现为黏膜、皮肤的疱疹逐渐发生,一疱刚愈合另一疱又起,发疱此起彼伏,为长期性。不似多形性红斑为急性发病,且病程有自限性,相对短暂。天疱疮病理变化为上皮内疱,有棘层松解现象;而多形性红斑为基层下疱,无棘层松解,且可同时有斑疹、丘疹等其他病变。

(三)治疗

(1)详细询问患者全身健康状况,有无慢性病灶,全身系统疾病或变态史。如吃某些特殊食物,如鱼、虾等,或使用某些香皂、某种药物是否曾出现变态现象。如发现可疑致敏物质,应立即隔离。

(2)如口腔内有根尖周炎、牙周炎或全身其他疾病时应进行治疗以除去可能的诱发因素。

(3)药物治疗:应特别注意给予泼尼松每日 30～60 mg,分 3 次口服,应在口腔糜烂和渗出症状控制后逐渐减量,同时给予抗组胺、葡萄糖酸钙、胃黏膜保护剂等药物。但应考虑患者身体正处于超敏阶段,反应性往往增高,因此要慎重,凡不急需之药可暂时不用,以防接触新的变应原而加重变态反应。

(4)支持治疗:给予高营养、高蛋白食物,大量维生素等以利于度过有自限性的病程。

(5)局部治疗:以对症治疗及保持局部清洁、消炎止痛、促进愈合,抗过敏治疗为主。

第九章

颞下颌关节疾病

第一节　颞下颌关节脱位

颞下颌关节脱位是指髁突滑出关节窝以外,超越了关节运动的正常限度,以致不能自行复回原位者。关节脱位按部位分可分为单侧脱位和双侧脱位。按性质分可分为急性脱位、复发性脱位和陈旧性脱位。按髁突脱位的方向可分为前方脱位、后方脱位、上方脱位以及侧方脱位。临床上以急性和复发性前脱位较常见,后方脱位、上方脱位和侧方脱位较少见。

一、急性前脱位

(一)病因

引起关节急性前脱位的病因有突然大张口、长时间大张口进行牙科治疗、关节囊松弛等内源性因素,也有在开口状态下,由于下颌受到外力打击或其他暴力导致下颌开口过大等外源性因素。这些因素导致髁突越过关节结节的前方,固定于关节结节前上方而不能自行回到正常位置。

(二)临床表现

1.双侧颞下颌关节急性前脱位症状

(1)下颌运动失常,患者呈开口状,无法闭口,导致患者唾液外流,语言不清,咀嚼和吞咽均有困难,临床检查可见前牙呈开𬌗、反𬌗,仅在磨牙区有部分接触。

(2)下颌前伸,两颊变平,脸形也相应变长。

(3)耳屏前方触诊有凹陷,脱位的髁突在颧弓下可触到。

2.单侧颞下颌关节急性前脱位的症状

其症状与双侧相似,但是以上症状只显示在患侧,颏部中线及下前牙中线偏向健侧,健侧后牙反殆。

(三)诊断

根据患者病史及临床表现较容易诊断,关节 X 线片显示髁突位于关节前上方,但对于外力所引起的颞下颌关节脱位需要和髁突骨折相鉴别。

(四)治疗

颞下颌关节急性脱位后,应及时复位。一旦脱位时间过长,引起脱位周围纤维组织增生,则难以复位。复位后应限制下颌运动。复位前,要让患者精神放松,必要时可以使用镇静药或全身麻醉后进行。

患者取坐位,头部紧靠墙壁,下颌牙殆面的位置应低于术者两臂下垂时肘关节水平,术者立于患者前方,以纱布缠绕两拇指,防止被患者咬伤,将拇指伸入患者口内,置于下颌后牙区,并尽可能向后:其余手指握住体部下缘及下颌角切迹前,复位时拇指逐渐下压下颌骨体部,其余手将颏部缓慢上推,使髁突移到关节窝复位,有时在复位瞬间能听到清脆的弹响声(图 9-1)。下颌复位瞬间,咀嚼肌反射性收缩,上下牙闭合,容易咬伤术者的拇指,因此在即将复位闭合时,要将拇指迅速滑向颊侧,以避免被咬伤。

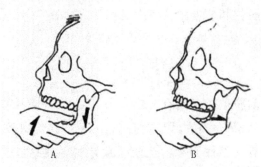

A   B

图 9-1　颞下颌关节脱位手法复位

颞下颌关节复位后需要用颅颌弹性绷带限制下颌运动 2～3 周,开口不可超过 1 cm,以防止继发复发性颞下颌关节脱位及颞下颌关节紊乱病。

二、复发性脱位

复发性脱位是指颞下颌前脱位反复发作,又称"习惯性"脱位。由于脱位反复发作,造成患者对语言、进食有恐惧感。

(一)病因

复发性脱位常由于急性前脱位后未予以适当治疗,譬如复位后未制动或制动时间不够,被撕裂的韧带、关节囊等未得到修复。其次,长期翼外肌功能亢进,使关节韧带及关节囊松弛,也可以造成复发性脱位。老年人、慢性长期消耗性疾病、肌张力失常、韧带松弛也常发生顽固性、复发性脱位。

(二)临床表现

复发性脱位与急性前脱位临床表现类似,但是常反复发作。患者由于担心关节脱位而不敢大张口。关节造影可以见到关节囊扩大,关节附着松弛。

(三)治疗

复位方法同急性前脱位,但是单纯限制下颌运动不能达到防止再次脱位的目的,可进行关节囊内硬化剂注射或进行手术治疗,包括:关节囊紧缩术、关节镜外科、翼外肌切开术、颧弓切开术及关节结节凿平术等。

三、陈旧性脱位

(一)病因

无论急性关节前脱位或复发性脱位,如数周尚未复位,称陈旧性脱位。由于髁突长期脱位于关节结节前上方,在关节周围常有不同程度结缔组织增生,尤以关节后部为甚,关节窝内也可以出现纤维组织增生,并且相应的咀嚼肌群也有不同程度痉挛。

(二)治疗

陈旧性脱位常常难以手法复位,一般以手术复位为主。可在全身麻醉下给予肌松药,先行手法复位,失败后再采取手术复位。常采取的术式有手术暴露关节直接复位、髁突切除术、升支切除术,术后可配合颌间牵引。复位后必须进行下颌制动 3 周。

第二节　颞下颌关节强直

因关节及关节周围组织器质性病变导致长期开口困难或完全不能开口者,称为颞下颌关节强直。临床可分为两类:关节内强直,是由于一侧或两侧关节内发生病变,造成关节内的纤维性或骨性粘连;关节外强直,是指病变在关节外上下颌间皮肤、黏膜或深层组织。

一、病因

关节内强直多数发生于儿童。以往常见的原因是炎症,最常见的是化脓性中耳炎。因为中耳与颞下颌关节紧密相邻,儿童岩鼓裂处仅有菲薄的软组织间隔。化脓性中耳炎时,感染可直接扩散到关节。下颌骨髓炎、脓毒血症、败血症等所致的血源性化脓性关节炎也可导致关节强直。另一个常见原因是损伤,是目前最多见的病因。儿童期发生的下颌骨损伤,尤其是颏部的对冲性损伤未经适当处理均可导致颞下颌关节强直。分娩过程中使用产钳损伤关节也可能引起关节强直。

关节外强直常见的病因是损伤,如颌面部的开放性骨折或火器伤,均可在上下颌间形成挛缩的瘢痕;颜面部烧伤后,也会造成面颊部组织广泛瘢痕,此外,口腔内手术时创面处理不当,鼻咽部、颞下窝肿瘤放射治疗后,颌面软组织发生纤维性变,也可造成颌间瘢痕挛缩。

二、临床表现

(一)关节内强直

1.开口困难

开口困难是关节内强直的主要症状。一般病史较长,常在几年以上。开口困难的程度因强直的性质而不同。纤维性强直一般有一定的开口度,而骨性强直则完全不能开口。儿童患者依靠下颌骨弹性可开口几毫米。开口困难造成进食困难,通常只能由磨牙后间隙处进流食。

2.髁突活动减弱或消失

将两手小指末端放入两侧外耳道内,让患者做开闭口运动和侧方运动,能查明髁突有无动度,并且可对比两侧髁突运动的差别。

3.面下部发育畸形

下颌畸形一般随年龄的增长而日益明显。单侧关节强直表现为面容两侧不对称,患侧下颌骨短小,颏部偏向患侧,患侧面部丰满,健侧面部反而扁平、狭长,因而常常容易误诊健侧为强直。双侧关节强直者的患者,会形成特殊的小颌畸形面容,由于整个下颌骨发育障碍,下颌发生内缩、后退,而使正常发育的上颌骨却显前突。发病年龄越小,面下部发育畸形越严重。

4.𬌗关系紊乱

关节强直如发生在成年以后,𬌗关系稳定后,不会发生咬合紊乱,仅有开口受限;如发生在儿童期,会造成下颌牙弓变小狭窄,牙列拥挤等症状。上颌牙弓受下颌影响,也常常出现牙列拥挤,牙齿排列不整齐等症状。

5.X 线表现

关节侧位 X 线片上,可出现 3 种类型。第一种类型表现为正常关节解剖形态消失,关节间隙模糊,关节窝及髁突骨密质有不规则破坏,此种类型多属纤维性强直。第二种类型为关节间隙消失,髁突和关节窝融合成很大的致密团块。第三种类型为致密的骨性团块累及下颌切迹,下颌支和颧弓完全融合呈 T 形,第二种和第三种完全不能张口,为骨性强直。

(二)关节外强直

1.开口困难

开口困难的程度因关节外瘢痕挛缩的程度而有所不同。由于病情不侵犯下颌骨的主要生长发育中心,因此,即使在儿童期发病,其面下部发育畸形及𬌗关系紊乱症状也较关节内强直轻。

2.口腔颌面部瘢痕挛缩或缺损畸形

患侧口腔龈颊沟变浅或消失,并可触到范围不等的索条状瘢痕区,颌面部常有组织缺损畸形。由于损伤或烧伤引起的颌间瘢痕或缺损畸形,诊断比较容易。

3.髁突活动减弱或消失

开颌运动时,患侧髁突尚有轻微动度,尤其在侧方运动时,活动更为明显,但是一旦颌间瘢痕骨化,呈骨性强直时,髁突的活动也会消失。

4.X 线表现

髁突、关节窝和关节间隙可在 X 线片上清晰显示。部分患者在下颌骨或颧骨后前位上可见到上颌与下颌支之间的颌间隙变窄,密度增高,有时可见大小不等的骨化灶。

三、诊断

根据患者的病史及临床表现,结合影像学检查,不难做出诊断。但是需要对患者关节强直的性质进行判断,针对不同部位的病情制订不同的治疗计划。

四、治疗

关节内强直和关节外强直一般需要采用手术治疗。早期的关节内强直,有足够的关节间隙可采用关节内镜进行纤维粘连的剥离以及关节面的修整,从而增加开口度,防止发生骨性粘连。如无足够的关节间隙,可采取髁突高位切除术、关节成形术或关节置换术,术后需要加强开口训练。

关节外强直患者,需要手术切除关节外的纤维瘢痕条索和骨性粘连,对颜面部缺损畸形的患者可同期进行皮瓣修复。

第三节　颞下颌关节紊乱病

颞下颌关节紊乱病(TMD)是口腔颌面部的常见病。常发生于青壮年,以20~30岁人群患病率最高。患者常为单侧发病,部分患者可累及到对侧。颞下颌关节紊乱病多数为功能性紊乱,也可累及关节结构紊乱,严重时甚至会发生器质性破坏,但是一般有自限性,不会导致颞下颌关节强直。

一、病因

颞下颌关节紊乱的病因至今尚未完全阐明,病因学说很多,但各种学说都不能完美的解释本病的发病过程及临床表现。因此目前普遍认为是多因素发病。

(一)咬合因素

𬌗关系的改变会引起颞下颌关节出现适应性或病理性的形态和结构变化。当改变在人体可承受范围内时,是对新的𬌗关系的适应性改变,超出这个范围就可能出现病理性改变。在对颞下颌关节紊乱病的患者进行检查时,常可以发现患者存在不同程度的𬌗关系紊乱。一旦消除这些咬合因素,疾病症状常减轻或者消失。例如:第三磨牙的创伤𬌗常会导致颞下颌关节紊乱病,拔除第三磨牙后,患者症状可消失,而且临床研究也证实错位的第三磨牙可导致髁突移位。在临床上常见的𬌗因素有𬌗干扰、牙尖早接触、严重的锁𬌗、深覆𬌗、多数后牙缺失、垂直距离过低等。

(二)精神因素

颞下颌关节病的患者常有情绪焦急、精神紧张以及失眠等精神症状,部分患者可存在明显的精神因素与发病之间的因果关系,在慢性迁延性患者中也可以发现精神心理因素对症状反复发作的影响。

(三)免疫因素

近年来免疫学研究表明关节软骨的主要成分如胶原蛋白多糖和软骨细胞都具有抗原性。由于关节软骨表面是致密的胶原纤维网状结构,从胚胎到成人都和血管系统隔绝,不能被自身免疫系统识别。颞下颌关节表面为关节软骨所覆盖。如果当外伤、感染或关节负重过度导致关节软骨损伤后,这些封闭抗原暴露于免疫系统后可能会引起自身免疫反应。

(四)关节负荷过重

颞下颌关节是一个负重关节。适度的负重对维持关节的正常结构、功能和生理改建是必需的。但是过度的负重超出生理限度,则可造成关节的退行性改变,甚至关节器官的破坏。造成关节负荷过重的因素,如创伤殆、单侧咀嚼、夜磨牙和白天紧咬牙、关节手术、髁突骨折或两侧下颌发育不对称引起两侧关节不平衡等。此外,如经常吃过硬食物,长时间嗑瓜子,长时间不停地嚼口香糖等都可使关节负荷增加。

(五)解剖因素

随着人类的演化,食物变得精细,以及颅脑的扩张,使颞下颌关节及颌骨解剖结构发生明显改变:①现代人的上下颌较小,下颌活动更为轻便和灵活。②现代人关节结节明显降低,使髁突向前滑动运动的幅度增大。③现代人髁突明显变小,关节窝对于髁突相对地明显变大,从而使得髁突不仅可以向前自由滑动,也可做侧方、后退活动。因此颞下颌关节可以适应更为复杂的语言和表情等运动。但是,从解剖结构来看,现代人颞下颌关节的肌肉、韧带变弱,关节的承重能力降低。颞下颌关节运动的灵活性对于解剖结构变弱的颞下颌关节来说是一种潜在威胁。

(六)其他因素

此外,不良姿势和职业性劳损也可引起颞下颌关节病,例如教师长时间讲课、低头驼背工作等;寒冷刺激也可诱发颞下颌关节病;一些医源性因素也会导致颞下颌关节病的发生。

二、临床表现

颞下颌关节病一般病程较长,可持续几年甚至十几年,但是本病有自限性,一般不会发生关节强直。其临床表现有以下3个主要症状。

(一)弹响和杂音

正常颞下颌关节在运动时无明显弹响和杂音,常见的异常声音有以下几种。

1.弹响音

弹响音即开口运动或咀嚼运动中有"咔、咔"的声音,多为单声,有时为双声,患者自己可感到,用钟式听诊器放在关节区,可查听到。

2.破碎音

在关节运动中出现"咔叭、咔叭"的破碎声音,多为双声或多声,患者自己可感到。听诊器可查听到,但他人不能耳闻。

3.摩擦音

在关节运动中有连续的似揉玻璃纸样的摩擦音,患者可感到,听诊器可查听到,但他人不能耳闻。

(二)下颌运动异常

下颌运动包括转动和滑动,基本方式有:开闭口、前伸、后退及侧向运动。正常时,开口型不偏斜,呈"↓"形,自然开口度平均约在 3.7 cm。颞下颌关节紊乱病患者的下颌运动异常包括以下几种。

1.开口型异常

开口型异常可以偏斜或歪曲,有时则表现为扭曲状,如一侧的翼外肌痉挛或发生不可复性关节盘前移位,开口型偏向患侧。

2.开口度异常

开口度异常表现为开口过大或过小甚至开口困难,如两侧翼外肌功能亢进,会表现为开口过大。如发生慢性滑膜炎则表现为开口过小。

3.关节绞锁

关节绞锁即开闭口运动中出现停顿,表现为开闭口过程中突然出现障碍而停顿此时患者通过做一个特殊动作,或用手压迫关节区可解除绞锁,可明显地观察到患者开口困难状和开口运动的时间延长。

(三)关节区疼痛

关节区疼痛主要表现在开口或咀嚼运动时,关节区或关节周围咀嚼肌群的疼痛,一般不会出现自发痛,但在有关节器质性病变时,也可出现自发性疼痛。

三、诊断和鉴别诊断

根据病史,存在上述主要症状或体征,诊断颞下颌关节紊乱病并不困难。辅助诊断常用的方法有 X 线片,可发现有关节间隙改变和骨质改变;关节造影,可发现关节盘移位,穿孔,关节盘附着的改变,以及软骨面的变化;关节内镜检查,可发现本病的早期改变。本病需要跟以下疾病进行鉴别。

(一)肿瘤

颌面深部肿瘤常会引起开口困难或牙关紧闭,伴有关节区疼痛,由于肿瘤位置深在,不易被查出,应特别提高警惕。

(二)颞下颌关节炎

1.急性化脓性颞下颌关节炎

关节区可见红肿,压痛明显,后牙不能上下咬合,稍用力即可引起关节区剧痛。

2.类风湿性颞下颌关节炎

此类关节炎常常伴有全身游走性、多发性关节炎,尤以四肢小关节最常受累,晚期可发生关节强直。

(三)耳源性疾病

外耳道疖、中耳炎也常常放射到关节区并影响开口和咀嚼。

(四)颈椎病

此类疾病可引起颈、肩、背、耳后区以及面侧部疼痛,但疼痛与颈部活动和头部姿势有关,与开口、咀嚼运动无关。

(五)茎突过长症

患者除了吞咽时咽部感觉异常外,常在开口或咀嚼时引起髁突后区疼痛以及关节后区、耳后区牵涉痛,影像学检查可以确诊。

四、治疗

目前为止没有特效的快速治疗方法,常见的治疗方法有药物治疗、各种物理治疗、关节封闭、关节灌洗、关节内镜外科治疗、正畸治疗、修复治疗、肌训练治疗、心理支持疗法以及开放性手术治疗等,其防治原则如下所述。

(1)尽可能寻找致病因素,去除致病因素。

(2)制订针对致病因素的程序性综合治疗方案。

(3)治疗以非侵袭性、可逆性、非手术治疗为主,遵循逐步升级的治疗程序。

(4)根据患者个人情况确定适应证,选择不同的治疗方法进行综合治疗。

(5)加强对患者的健康教育以及积极的心理支持和治疗。

对于不同类型的颞下颌关节紊乱病采用不同的治疗手段。如为咀嚼肌功能紊乱,一般采取非手术治疗,进食软食,减少下颌活动,必要时可辅以封闭治疗;对于结构紊乱性疾病,可采取𬌗垫治疗,无效者可施行手术治疗,如关节切开术、关节盘复位术等;对于颞下颌关节炎症性疾病,主要采用服药、休息以及关节腔冲洗等方法;对于骨关节病以非手术治疗为主,可口服地西泮、镇痛药、肌肉松弛药等,可辅以理疗及𬌗垫治疗,非手术治疗无效时可行手术治疗,包括髁突高位切除术、关节盘修补术、关节成形术等。

第十章

口腔颌面部感染

第一节　颌骨骨髓炎

颌骨骨髓炎是指各种致病因子入侵颌骨,引起整个骨组织包括骨膜、骨皮质、骨髓及其中的血管、神经的炎症。

一、化脓性颌骨骨髓炎

病因及发病机制如下所述。

(1)化脓性颌骨骨髓炎最多由牙槽脓肿、牙周炎或第三磨牙冠周炎等牙源性感染而来。

(2)因粉碎性骨折或火器伤等开放性损伤引起骨创伤感染。

(3)由败血症或脓毒血症经血循环感染,多发生于婴幼儿的上颌骨。

(4)颜面皮肤或口腔黏膜的感染直接波及颌骨。

根据牙源性化脓性颌骨骨髓炎的临床病理特点,病变始发于颌骨中央的骨松质和骨髓者,称为中央性骨髓炎;病变始发于颌骨周围的骨膜和骨皮质者,称为边缘性骨髓炎。按其病变的性质可分为急性期和慢性期;按炎症的范围可分为局限型和弥散型。

(一)中央性颌骨骨髓炎

1.临床表现

急性局限型,多由根尖感染发展而来,上颌骨较下颌骨多见,一般称为牙槽脓肿。患牙剧烈疼痛,为持续性,疼痛沿三叉神经分布区放射。患牙及邻牙松动,有叩痛,前庭沟丰满,面颊肿胀。由于上颌骨骨质疏松,骨板薄,脓液容易穿破骨壁向口腔引流,因而炎症逐渐消退,不易在上颌骨内弥漫扩散。下颌骨的牙槽脓肿,由于骨质致密,骨板厚,脓液不易穿破而得到引流,因此炎症易在骨松质和骨牙腔内蔓延,常通过下牙槽神经管波及整个下颌体,发展成急性弥散型骨髓炎。此时患者全身症状加重,局部炎症迅速扩散,短期内下颌多数牙松动,前庭沟丰满,龈袋溢脓;若下牙槽神经受损害,出现下唇麻木;一般在3周以后X线片方显示骨质广泛破坏。严重者伴发颌周多间隙感染,颌面部肿胀,有不同程度的张口受限。

2.诊断

(1)往往有病原灶的发病史。

(2)急性期:因患者基本状况和局部炎症的严重程度不同,临床表现不一。全身反应一般有畏寒、发热、乏力、食欲减退、白细胞计数增高等。

炎症早期局部表现为疼痛。患者自觉病变区域剧烈疼痛,可出现放射性疼痛;炎症继续发展出现病变区域牙龈红肿,牙齿松动,龈袋溢脓,病变范围不断扩大,神经受累可出现相应症状,肌肉受到炎症刺激可出现张口受限,黏膜皮肤形成瘘管。

炎症在急性期未得到有效控制,可进入慢性期。

(3)慢性期:常在发病两周以后由急性期逐渐向慢性期过渡,死骨逐步形成及分离;局部表现为牙龈红肿,牙齿松动,皮肤、黏膜形成瘘管,溢脓,有时可见小死骨片从瘘口排出,触之易出血,严重的可发生病理性骨折,咬合错乱。

不同阶段X线表现不一。骨质破坏初期,骨小梁密度降低,边界不清;骨质继续破坏,形成坏死灶,X线表现为以病灶牙为中心的单发或多发、大小不等、边界不清的低密度区域;炎症进一步发展,逐渐形成死骨,X线表现为低密度区域内不规则的界限清楚的高密度死骨块等。

3.治疗

(1)急性期:①全身药物治疗。包括抗菌药物的应用及全身支持疗法(同间隙感染)。②外科治疗。引流排脓去除病灶。切开形成的骨膜下脓肿,颌周间隙脓肿;拔除病灶牙,拔牙窝也可起到引流目的;凿除部分骨外板以引流骨牙腔内脓液。

(2)慢性期:进行死骨摘除及病灶清除术。

(二)边缘性颌骨骨髓炎

1.临床表现

边缘性颌骨骨髓炎多见于青年人,好发于下颌支外侧,由下颌第三磨牙冠周炎引起颌周间隙感染而来。急性期不易发现,常被颌周间隙感染症状所掩盖,因此常见为慢性期。临床特点主要是间隙感染,如咬肌间隙和翼下颌间隙脓肿,脓液未能及时排出,则会溶解骨膜,使骨皮质的营养中断,发生脱钙、疏松、软化,形成表浅的小块死骨;或因炎症与机体抵抗力处于僵持阶段而出现炎性增生,X线片可见颌骨表面葱皮样钙化影。临床可在下颌角区或腮腺咬肌区出现炎性浸润硬块、压痛、凹陷性水肿,并有张口受限。脓肿自行穿破处或切开引流区,可见长期溢脓的瘘管,有时脓液内混杂有死骨碎屑。沿瘘管探查,可触及粗涩的骨面,当瘘管阻塞时,炎症又可急性发作。炎症发展深入到骨牙腔时,感染可在骨牙腔内扩散,则可并发中央性骨髓炎,而有大块死骨形成。

2.诊断

(1)感染以下颌智齿冠周炎来源为主。

(2)无明显牙松动。

(3)病变多在下颌角及下颌支,很少波及下颌体。

(4)慢性期X线见骨皮质疏松脱钙,或骨质增生硬化,与周围骨质无明显界限。

3.治疗

(1)急性期:以全身应用抗生素,局部切开引流或拔除松动牙为主,弥散性患者出现衰竭、全身中毒严重并贫血者,除一般支持疗法外,还应量多次输血,增强其全身抵抗力。

(2)慢性期:应以死骨刮除术及病灶牙拔除为主。边缘性骨髓炎可在急性炎症后2～4周手术,手术时应充分暴露下颌支,彻底清除散在的小块片状死骨,铲除增生的病理性骨质;中央性骨髓炎可在急性炎症期后1～2个月手术,此时大块死骨已形成,且从正常骨组织分离,较易彻底去除游离死骨。

二、放射性颌骨骨髓炎

放射性颌骨骨髓炎是因鼻咽癌或口腔颌面部癌肿进行大剂量放射治疗后,引起放射性颌骨坏死,继发感染而形成骨髓炎,是目前较常见的疾病。有学者认为放射性骨髓炎是放射、损伤、感染3种因素的总和。

(一)病因及发病机制

放射线治疗癌肿时,颌骨同时受到照射,颌骨内的血管逐渐发生无菌性的血管内膜炎。当照射剂量超过50 Gy时,血管内膜肿胀、增厚,管腔缩窄,在照射后数月或数年发生血管栓塞,骨质得不到营养而发生坏死,骨膜亦无新骨再生。一旦发生牙源性感染或受到拔牙等损伤,局部伤口长期不愈,细菌侵入而发生放射性骨髓炎。

目前认为大剂量射线照射造成颌骨自发性坏死,被照射的骨组织出现"三低"特征,即低细胞、低血管、低氧。组织切片可见骨细胞皱缩,骨陷窝空虚,成骨细胞消失,骨膜和骨牙腔纤维变性,血管栓塞。由于缺乏血液营养,在低氧、低能量情况下,骨组织无修复代偿能力,伤口长期不愈合,死骨不易分离,呈无菌性坏死状态。

(二)临床表现

一般病程较长,病变发展缓慢。在放射治疗后半年至数年内,多数患者唾液分泌减少,牙容易发生猖獗龋,继发牙源性感染,或因拔牙及其他损伤造成伤口长期不愈,瘘管形成但脓性分泌物少,持续性疼痛,发臭。有时软组织可溃烂坏死,死骨暴露而不松动,长期处于慢性炎症过程。若继发颌周蜂窝织炎,可出现不同程度的张口受限。颌骨可以形成大块死骨,常需较长时间才分离,相应区域的软组织变硬,瘢痕形成。患者全身衰弱、消瘦、贫血,呈慢性消耗性病态。

(三)诊断

(1)有头颈部放射治疗史。

(2)往往有口腔卫生差、病灶牙,以及拔牙、手术等口腔创伤和感染的因素和病史。

(3)患者有较剧烈的持续疼痛。

(4)皮肤、黏膜萎缩干燥,皮肤黏膜溃疡。

(5)可出现颌周红肿,皮肤、黏膜形成瘘管,长期溢脓不愈。

(6)死骨与正常骨之间长期不能分离脱落,骨外露于口腔,反复感染,长期不愈。

(7)常有张口受限,甚至出现牙关紧闭。

(8)全身常表现为消瘦、衰弱、贫血等全身慢性消耗症状。

(9)X线特点:主要为不同程度的骨质吸收破坏、死骨形成的表现,病程发展不同阶段,可出现不同的X线表现。早期呈现弥散性骨质疏松,进而呈现边界模糊不清、不规则点状、片状虫蚀样密度减低区,骨质破坏加重,可出现大小不等、形状不一的死骨,死骨不易分离,大的死骨形成可出现病理性骨折。

(四)治疗

(1)全身支持治疗:视患者情况可给予全身营养支持治疗。

(2)高压氧治疗:在不影响肿瘤治疗,排除肿瘤存在,可考虑给予高压氧治疗。

(3)全身抗菌药物应用。

(4)局部冲洗:用1%～3%过氧化氢溶液、生理盐水、0.1%氯己定溶液等交替冲洗。

(5)咬除暴露死骨,表浅清创,死骨没有分离不具备死骨摘除术时,可用咬骨钳对已露死骨分次逐步咬除,清创,减少对局部软组织的刺激。

(6)疼痛剧烈的患者可给予镇痛药物。

(7)死骨摘除清创术,死骨形成、死骨分离可行手术摘除死骨,局部清创。

三、双膦酸盐相关性颌骨坏死

双膦酸盐类药物是20世纪80年代开发的一类新型骨吸收抑制剂,用于骨质疏松症、多发性骨髓瘤、恶性肿瘤骨转移等的治疗。Marx自2003年首次报道使用唑来膦酸导致颌骨坏死以来,双膦酸盐性颌骨坏死引起了广泛的重视。

(一)诊断

(1)多有拔牙、颌骨手术等创伤病史,但伤口长期不愈,局部反复肿胀,有较剧烈疼痛。

(2)局部红肿,可见死骨暴露,触及疼痛明显,瘘管形成并溢脓,下颌骨病变可出现下唇麻木。

(3)X线特点:随着病程发展,可出现不同X线表现。①病变早期:X线检查往往无明显的阳性表现,如有拔牙史,清楚可见不愈合的拔牙窝。②骨小梁结构改变:骨小梁增粗,结构紊乱,可见散在死骨,骨皮质侵蚀,骨质破坏区与正常骨质无明显界限。③在低密度溶骨破坏区及周围可出现不同程度的高密度骨质硬化。④可出现广泛骨硬化,下颌管变窄,甚至出现石骨症样改变。⑤有时可见牙周间隙增宽。

(4)符合以下3点,可诊断为双膦酸盐相关性颌骨坏死。①出现颌骨坏死无好转持续8周以上,往往病变骨暴露,如有拔牙、颌骨手术等创伤,创口长期不愈。②正在接受双膦酸盐药物治疗或有双膦酸盐药物治疗史。③无头颈部放疗史。

(二)治疗

双膦酸盐相关性颌骨坏死的治疗主要是控制疼痛,控制和预防感染,防止坏死病灶的扩展及新病灶产生。根据疾病发展不同时期可选择以下治疗。

(1)在允许的情况下(如肿痛的患者不影响肿瘤治疗),首先暂时停止使用双膦酸盐药物。

（2）保持口腔卫生，局部冲洗，抗菌药物含漱液含漱。

（3）必要时全身应用抗菌药物，双膦酸盐相关性颌骨坏死并发感染，按颌面部感染抗菌药物临床应用指导原则，全身使用抗菌药物。

（4）死骨表面表浅清创，用咬骨钳对已暴露死骨分次咬除，表面清创，减少对周围软组织刺激。

（5）死骨切除，局部外科清创，摘除死骨。

（6）控制疼痛：局部创面处理与保护以减少刺激，必要时服用镇痛药物。

（7）口腔其他病变的处理，如牙体牙髓病变、牙周疾病、黏膜疾病等。

（8）怀疑恶性变时应及时行活检术。

第二节 颜面部疖、痈

颜面部的皮肤具有丰富的毛囊和皮脂腺，该区皮肤暴露在外，易受机械刺激及细菌侵入而发生感染。单个毛囊和皮脂腺发生浅层组织的急性化脓性炎症，称为疖。感染在多个毛囊和皮脂腺内引起较深层组织的化脓性炎症，称为痈。

一、病因及发病机制

该病常为金黄色葡萄球菌感染。当机体衰弱、营养不良或新陈代谢障碍，如糖尿病等全身因素存在，而局部皮肤抵抗力下降，清洁卫生欠佳时，一旦遭到机械性刺激，如修面、抓伤、虫咬后常诱发疖和痈。

二、临床表现

疖早期表现为红、肿、热的硬结，以后逐渐增大呈锥形隆起，顶部出现黄白色小脓栓。炎症扩大使局部症状更为剧烈，最后脓栓液化破溃，脓液排除，疼痛消失，破溃区迅速愈合。一般无全身症状。

痈多见于成年人，好发于上唇，称为唇痈。开始只出现一个脓栓，周围皮肤呈紫红色，再外层呈鲜红色，皮肤表面发热，此时有剧烈胀痛。炎症肿胀范围越大，表面的黄白脓栓越多，血性脓液逐渐由坏死的脓头流出。脓头之间的皮肤坏死，最后痈的中心区坏死、脱落。痈常伴有局部淋巴结肿大、压痛，全身症状也较明显，常合并严重的并发症。

三、治疗

局部治疗与全身治疗相结合。

(一)全身抗菌药物的应用

面部疖伴有局部蜂窝织炎和面痛患者,应全身给予抗菌药物,尽早从脓头取细菌培养及药敏试验,针对性选择抗菌药物。

(二)局部治疗常用方法

(1)保持局部清洁,可用2%碘酊涂擦局部。

(2)可用高渗盐水、抗菌药物盐水交替湿敷。

(3)及时用镊子钳出已分离的脓栓及坏死组织。

(4)对明显形成的皮下脓肿久不破溃,可在脓肿中心轻轻挑开自然引流,切忌分离脓腔。

(5)自行破溃或切开引流后,局部仍以高渗盐水、抗菌药物盐水等交替湿敷直到无脓液,肿胀消退。

(三)全身支持疗法

注意全身并发症的预防与治疗。

第三节　颌面部间隙感染

颌面部间隙感染亦称颌周蜂窝织炎,是颌面和口咽区潜在间隙中化脓性炎症的总称。间隙感染的弥散期称为蜂窝织炎,化脓局限期称为脓肿。颌面部间隙较多,包括咬肌、翼下颌、下颌下、咽旁、舌下、颏下、颊、眶下、尖牙、颞及颞下等间隙。

(一)病因及发病机制

(1)最常见为牙源性感染。

(2)其次是腺源性感染。

(3)继发于创伤、面部疖痈、口腔溃疡和血源性感染者少见。

口腔颌面部间隙感染的病原菌以溶血性链球菌为主,其次为金黄色葡萄球菌,常为混合性细菌感染,厌氧菌所致的感染少见。

(二)临床表现

颌面部间隙感染常表现为急性炎症过程。一般化脓性感染的局部表现为红、肿、热、痛和功能障碍。炎症反应严重者,出现高热、寒战、脱水、白细胞计数升高、食欲减退和全身不适等中毒症状。腐败坏死性感染的局部红、热体征不如化脓性感染明显,但局部软组织有广泛性水肿,甚至产生皮下气肿,可触及捻发音。全身中毒症状较化脓性感染严重,短期内可出现全身衰竭,体温和白细胞总数有时低于正常,甚至出现昏迷、中毒性休克等症状。感染发生在浅层的间隙,局部体征极为明显。发生在深层的间隙感染,由于颌骨周围与口底的肌和筋膜致密,局部体征多不明显,即使脓肿形成,也难扪出波动感,但局部有凹陷性水肿和压痛点。

(三)诊断

(1)多有牙痛病史。

(2)局部肿胀疼痛。

(3)全身发热,白细胞计数升高。

(4)穿刺可有脓性液体。

(四)治疗

治疗从3个方面考虑:局部治疗、全身抗菌药物的应用、全身支持疗法。

1.局部治疗

包括:感染早期局部治疗、脓肿切开引流、病原灶的治疗。

(1)感染早期局部治疗:感染早期为弥散性急性蜂窝织炎,局部发红,扪及较硬。局部可采用热敷:用温热水、50%硫酸镁溶液湿热敷。外敷消炎止痛的药物有:鱼石脂软膏、六合丹、金黄膏(散)等。促进炎症吸收消散。

(2)脓肿切开引流。

(3)及时处理原发病灶。

2.全身抗菌药物的应用原则

(1)尽早进行病原微生物检查和药敏试验。

(2)根据感染来源和临床表现等推断可能的病原菌,立即开始抗菌药物的经验治疗。

(3)联合应用抗需氧菌和抗厌氧菌药物,初始治疗宜静脉给药,病情明显好转后可改肌内注射或口服。

(4)获知病原菌及药敏试验结果后,结合经验治疗的效果调整用药。

3.全身支持疗法

(1)高热的对症治疗:高热可以进行物理降温,物理降温效果不佳,必要时给予药物治疗。

(2)注意水电解质及酸碱平衡,有高热,进食困难或食欲差,应注意水电解质及酸碱平衡。

(3)注意患者已患有的慢性疾病的变化,及时调整治疗,如糖尿病、高血压等。防止已患慢性疾病的加重及影响感染的治疗。

(4)注意严重并发症的发现与早期防治,如败血症、脓毒血症、海绵窦血栓性静脉炎、脑膜炎、脑膜脓肿等。

(5)注意全身营养。

一、眶下间隙感染

(一)病因及发病机制

感染多来自上颌前牙和第一前磨牙的根尖感染,部分来自鼻侧及上唇底部的化脓感染。

(二)临床表现

以眶下区红肿热痛最明显,上下眼睑水肿造成睁眼困难,鼻唇沟变浅或消失,脓肿压迫眶下神经时疼痛加剧。由于病灶牙的位置不同,脓肿部位也不同。感染还可向邻近间隙扩散,引起眼眶蜂窝织炎、颧、颊部蜂窝织炎、海绵窦血栓性静脉炎。

(三)诊断

(1)上颌前牙和第一前磨牙痛病史。

(2)眶下区红肿热痛明显。

(3)全身发热,白细胞计数升高。

(4)穿刺可有脓性液体。

(四)治疗

(1)治疗病灶牙。

(2)全身抗感染治疗。

(3)手术治疗:脓肿形成后,应从上颌前牙或前磨牙前庭沟黏膜转折处,横行切开黏骨膜直达骨面,用血管钳分离至尖牙窝(图10-1),可见脓液流出。用生理盐水冲洗后,引流。若脓肿穿过表情肌到达皮下,应在眶下缘做弧形切口,钝性分离进入脓腔。弥散性蜂窝织炎,可从口内、外贯通引流。

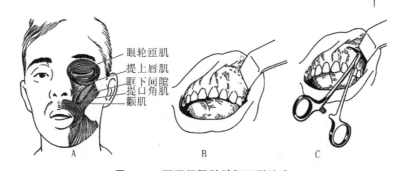

图 10-1 眶下间隙脓肿切开引流术

A.眶下间隙的解剖位置;B.口内切口线;C.分离脓腔

二、咬肌间隙感染

(一)病因及发病机制

感染最多见来自下颌第三磨牙冠周炎,也可见于下颌磨牙的根尖感染和下颌骨骨髓炎。

(二)临床表现

临床上早期表现为下颌角区红肿,压痛明显。病变继续发展,感染向上扩散,肿胀范围可波及整个腮腺咬肌区;向下扩散可累及下颌下区。肿胀区有凹陷性水肿,但无波动感。产生严重的牙关紧闭和疼痛,穿刺可抽出脓液。若自行穿破或切开引流后,脓液不见减少,瘘管长期不愈时,可用探针顺着瘘管探查骨面,有粗涩感,即表明并发边缘性颌骨骨髓炎。

(三)诊断

(1)有下颌第三磨牙冠周炎或下颌磨牙的根尖炎病史。

(2)下颌角区红肿,肿胀范围可波及整个腮腺咬肌区,张口受限。

(3)全身发热,白细胞计数升高。

(4)穿刺可有脓性液体。

(四)治疗

(1)全身抗感染治疗。

(2)手术治疗:在局部穿刺抽出脓液后,应及时切开引流。切口在下颌角下缘下 1.5~2 cm,做长 5 cm 左右的弧形切口,以引流通畅为原则。逐层切开皮肤、皮下组织、颈阔肌直达下颌角(图 10-2),注意保护面神经下颌缘支及腮腺组织。切断部分咬肌附着,即见脓液排出。术中探查下颌支外侧骨面是否光滑,有无边缘性骨髓炎发生。炎症消退后拔除病灶牙或刮除死骨。

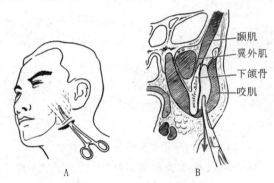

颞肌
翼外肌
下颌骨
咬肌

A   B

图 10-2 咬肌间隙脓肿切开引流术
A.切口;B.分离进入脓腔

(3)治疗或拔除病灶牙。

三、翼下颌间隙感染

(一)病因及发病机制

感染来源常见为下颌第三磨牙根尖感染或冠周炎等,少数为医源性感染(下牙槽神经阻滞麻醉的并发症),还有从邻近间隙感染扩散而来。

(二)临床表现

翼下颌间隙感染多由牙源性感染所致,发病急,全身反应重。首先表现为张口受限,吞咽不适,之后疼痛逐渐加剧,面部无肿胀,张口时下颌偏向患侧;口内检查可见翼下颌皱襞肿胀、压痛,口外可见下颌支后缘及下颌角内侧丰满有压痛。医源性所致感染,发病缓慢,进行性张口受限,伴微痛,病情发展与牙源性表现相同。并发多间隙感染者,全身和局部症状更为严重。

(三)诊断

(1)下颌第三磨牙根尖感染或冠周炎病史。

(2)张口受限,吞咽不适,疼痛逐渐加剧,面部无肿胀,张口时下颌偏向患侧;口内检查可见翼下颌皱襞肿胀、压痛,口外可见下颌支后缘及下颌角内侧丰满有压痛。

(3)全身发热,白细胞计数升高。

(4)穿刺可有脓性液体。

(四)治疗

(1)全身抗感染治疗。

(2)当穿刺抽出脓液后,多从口外做切开引流,与咬肌间隙脓肿切开相同,暴露下颌角下缘后,在内侧切断翼内肌的部分附着于骨膜,紧贴下颌支内侧骨面向上剥离,达翼下颌间隙引流出脓液,置半管或凡士林纱条引流(图10-3A)。炎症消散后,拔除病灶牙或行死骨刮治术。亦可从口内翼下颌皱襞外侧,做长2 cm的纵切口,钝性分离穿过颊肌,沿下颌支内侧进入翼下颌间隙即可引流(图10-3B)。对范围较广的脓肿可行口内外贯穿引流,将上述两个切口贯通以达到充分引流。感染控制后,分泌物明显减少,应待口内伤口先闭合,继续口外引流,直至痊愈。

(3)拔除病灶牙。

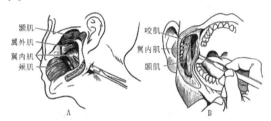

图10-3 **下颌间隙脓肿切开引流术**
A.口外切开引流;B.口内切开引流

四、下颌下间隙感染

(一)病因及发病机制

成人感染常来自下颌磨牙根尖感染和第三磨牙冠周炎,婴幼儿常继发于化脓性下颌下淋巴结炎。

(二)临床表现

牙源性感染病程发展快,全身高热,下颌下区肿胀明显,皮肤充血、发红,有时发亮,有凹陷性水肿和压痛,早期即有脓肿形成,可扪及波动感;腺源性感染病程发展较慢,初为炎性浸润的硬结,逐渐增大,穿破淋巴结被膜后,形成弥散性蜂窝织炎,症状同牙源性感染,但晚期才形成脓肿。

(三)诊断

(1)成人感染常来自下颌磨牙根尖感染和第三磨牙冠周炎,婴幼儿常继发于化脓性下颌下淋巴结炎。

(2)下颌下区肿胀明显,皮肤充血、发红,有时发亮,有凹陷性水肿和压痛。早期即有脓肿形成,可扪及波动感。

(3)全身发热,白细胞计数升高。

(4)穿刺可有脓性液体。

(四)治疗

(1)全身抗感染治疗。

(2)局限于淋巴结内的脓肿,可穿刺抽出脓液后注入抗生素。牙源性感染或脓肿范围广泛者,应行脓肿切开引流术。切口在下颌下缘下 1.5～2 cm,做 3～5 cm长的平行切口,切开皮肤、皮下组织和颈阔肌,达下颌骨体内侧,即可引流出脓液;腺源性感染还需分离到淋巴结内,才能使脓液流出。置入引流条同时注意保护面神经下颌缘支及血管。

(3)拔除病灶牙。

五、口底蜂窝织炎

(一)病因及发病机制

(1)下颌牙的化脓性或坏疽性根尖周炎或第三磨牙冠周炎扩散。

(2)口咽部软组织损伤后继发口底多间隙感染扩散。

(3)扁桃体炎、口炎、颏下或下颌下淋巴结炎扩散。

(二)临床表现

化脓性感染的患者,全身出现高热、寒战等症状,白细胞计数升高。最初从一侧舌下或下颌下间隙开始肿胀,逐渐波及整个口底间隙,肿胀范围广泛。因口底升高而致舌抬高,舌尖被夹于上下前牙之间,影响语言、咀嚼和吞咽。口底组织早期较硬,压痛明显,逐渐变软则可扪及波动感,双侧上颈部皮肤肿胀,下颌下缘消失变粗呈牛颈状。腐败坏死性感染的患者,全身中毒严重,体温不一定高,患者神志淡漠,脉搏快弱,呼吸急促,血压下降,呈中毒性休克状态。白细胞计数不高,有核细胞增多,有时出现幼稚细胞,中性粒细胞有中毒颗粒及空泡。局部广泛肿胀,皮肤充血发红不明显,但紧张发亮,扪之坚硬如木板,触之有捻发感,口底及舌抬高,呈半开口状,累及舌根压迫会厌可致窒息。

(三)诊断

(1)多有下颌磨牙疼痛史或下颌下淋巴结炎病史。

(2)双侧颌下、舌下区肿胀明显。皮肤充血发红不明显,但紧张发亮,扪之坚硬如木板,触之有捻发感,口底及舌抬高,呈半开口状,累及舌根压迫会厌可致窒息。

（3）白细胞计数可不高，有核细胞增多，有时出现幼稚细胞，中性粒细胞有中毒颗粒及空泡。

（四）治疗

（1）治疗应首先防治窒息和中毒性休克，可根据患者呼吸困难程度考虑是否做气管切开术。

（2）经静脉应用敏感抗生素控制感染，适量应用激素、输血等以改善全身情况。

（3）局部应尽早做切开引流，减轻张力，排出脓液及坏死组织，防止机体过多地吸收毒素而加重病情发展。

（4）治疗或拔除病灶牙。

第四节　下颌第三磨牙冠周炎

下颌第三磨牙冠周炎是指第三磨牙萌出不全或阻生时，牙冠周围软组织发生的炎症。常见于18～25岁的青年，是口腔科的常见病和多发病。

一、病因及发病机制

（1）因为人类在进化过程中，下颌骨体逐渐缩短，致使第三磨牙萌出时缺少足够的空间而不能正常萌出。

（2）因为阻生的或正在萌出的第三磨牙牙冠被牙龈部分或全部覆盖，形成较深的盲袋，食物残渣进入盲袋后不易清除。冠周盲袋中的温度和湿度有利于细菌生长繁殖。临床上以垂直位阻生的下颌第三磨牙冠周炎最常见。

二、临床表现

炎症早期时，仅感磨牙后区不适，偶有轻微疼痛，患者无全身症状。炎症加重时局部有自发性跳痛，放射至耳颞区。炎症波及咀嚼肌则出现不同程度的张口受限，咀嚼和吞咽时疼痛加剧，口腔清洁差而有口臭。此时有全身不适，发热、畏寒、头痛、便秘等症状。血常规检查白细胞计数稍有升高。

口腔检查见下颌第三磨牙萌出不全或阻生，牙冠周围软组织红肿、溃烂、触痛。用探针在肿胀的龈瓣下方可触及牙冠，常有脓性分泌物溢出，有时形成冠周脓肿。舌腭弓及咽侧壁红肿，患侧下颌下淋巴结肿大、触痛。

三、诊断

(1)牙冠部分萌出,牙冠周围龈红肿。

(2)咀嚼和吞咽时疼痛明显,可张口受限。

(3)X线可见下颌第三磨牙部分萌出,呈水平或垂直阻生。

四、治疗

(1)急性期以消炎、镇痛、建立引流及对症处理为主。

(2)全身治疗应注意休息,进流食,勤漱口,应用抗生素控制感染。

(3)局部治疗用3%过氧化氢溶液和生理盐水依次行冠周盲袋冲洗,然后在隔湿条件下,用探针蘸碘酚或10%碘合剂烧灼盲袋,敷以冰硼散或冠周炎膜。同时理疗,可有镇痛、消炎和改善张口度的作用。

(4)若有冠周脓肿形成,应在局部麻醉下切开脓肿,置入橡皮条或碘仿纱条引流,感染波及邻近间隙还应做该间隙切开引流术。

(5)下颌智齿牙拔除:应以去除病因为主,可消除盲袋或拔牙。

第十一章

口腔颌面部损伤

第一节　颌骨骨折

颌骨骨折有一般骨折的共性,如疼痛、麻木、血肿和出血、移位及功能障碍等。但颌骨骨折由于解剖及生理的特殊性,其诊断及治疗方法与其他部位骨折又有不同。

一、上颌骨骨折

(一)临床分类

1.Le Fort Ⅰ型骨折

Le Fort Ⅰ型骨折即牙槽嵴根部水平骨折或低位骨折,骨折线经梨状孔下缘、牙槽突基部,绕颧牙槽嵴和上颌结节向后至翼板下 1/3,两侧骨折线可不在同一水平面上。来自前方的暴力,可能使硬腭中缝裂开。

2.Le Fort Ⅱ型骨折

Le Fort Ⅱ型骨折即上颌中央三角区骨折,又称中位或锥形骨折。骨折线从鼻根部向两侧,经泪骨、眶下缘、颧上颌缝,绕上颌骨外侧壁向后至蝶骨翼突区,有时可波及筛窦达前颅底,出现脑脊液鼻漏。

3.Le Fort Ⅲ型骨折

Le Fort Ⅲ型骨折呈颅面分离状骨折,骨折线经鼻额缝,横跨眼眶,再经颧额缝向后下至翼板根部,形成颅面分离。此类骨折常伴有颅底骨折和颅脑损伤,常出现脑脊液鼻漏、耳漏等。

(二)临床表现

1.骨折段移位和咬合关系错乱

上颌骨骨折段移位主要受暴力方向及上颌骨本身重力的影响。口腔检查很容易发现上颌骨异常动度,骨折块如向下移位,表现为前牙开𬌗,后牙早接触。一侧上颌骨骨折时,患侧早接触,健侧开𬌗。

2.面型改变

低位水平骨折时骨折块因致伤力、骨重力及翼肌牵拉向后下移位,造成面中1/3变长,如骨折块向后下移位则会造成面中部塌陷,呈"盘状脸",向一侧移位,将造成面中部扭曲畸形。

3.眶区淤血

由于眼睑周围组织疏松,当发生上颌骨骨折时,眶周容易发生水肿,皮下淤血,眼球周围软组织成青紫色肿胀,呈"熊猫眼"。如上颌骨骨折损伤动眼神经或展神经,会使眼球运动障碍,如损伤视神经或眼球,则会引起视觉障碍或失明。

4.颅脑损伤

上颌骨骨折时常常伴发颅脑损伤或颅底骨折,出现脑脊液漏等症状。

(三)诊断

根据病史及患者体征,结合影像学表现,一般可做出明确诊断。首先需要明确受伤的情况,如速度、外力大小及部位等。同时检查面中部有无疼痛麻木等症状,检查面中部有无创口、肿胀,有无面型改变,有无张口受限等症状。X线片多采用华特位,必要时可拍摄颌面部三维 CT 重建,以明确骨折段移位情况。对有合并颅脑损伤的患者,仅做 X 线平片检查,避免搬动加重伤情。

二、下颌骨骨折

下颌骨位于面下 1/3,是颌面部体积最大、位置较突出的骨骼,容易受到外力打击造成骨折。下颌骨骨折主要表现为局部疼痛、肿胀、面部畸形、张口受限和错𬌗畸形。错𬌗畸形的类型与骨折段移位有关,肌肉不平衡牵拉是造成骨折移位的主要原因。

(一)临床分类

下颌骨骨折按骨折好发部位可分为颏孔骨折、正中联合部骨折、髁突骨折、下颌角骨折等。下颌骨骨折的突出表现是骨折段的移位。移位的程度受骨折线的方向、骨折段上有无牙齿、外力的方向和强度等因素影响。

(二)临床表现

1.咬合紊乱

当骨折段发生移位时,骨折断端两端的牙列发生错位,与对颌牙不能发生正常咬合。咬合错乱对颌骨骨折的诊断与治疗有重要意义,常见的咬合错乱有早接触、开𬌗、反𬌗等情况。

2.骨折段的异常活动

绝大多数患者可出现骨折段的异常动度,但少数患者可无明显活动。可用双手握住骨折两端,向相反方向用力,可出现骨折段的异常动度。

3.功能障碍

下颌骨骨折患者常出现咬合紊乱、张口受限、局部出血、血肿、疼痛等,如损伤到下牙槽神经,会出现下唇麻木。严重的粉碎性骨折,会出现呼吸道梗阻症状,需要及时防治。

4.骨折段移位

下颌骨呈马蹄形,有强大的咀嚼肌附着,这些肌肉担负着开闭口运动的功能。下颌骨骨折后,致伤力、肌肉牵拉、骨折线类型等影响着骨折段移位的方向,其中以肌肉牵引为主。

(1)颏部骨折:下颌骨颏部骨折可以是单发或双发的线性骨折或是粉碎性骨折。如为单发的骨折,骨折线两侧的牵引力基本相等,可无明显错位。如为双侧的骨折,位于正中的骨折段由于受到颏舌肌和颏舌骨肌的牵引,可向后下方移位。如为粉碎性骨折或伴有骨质缺损,两侧的骨折段由于下颌舌骨肌的牵拉,而向中线方向移位。需要引起注意的是,后两种骨折会出现舌后坠导致呼吸困难,甚至窒息死亡。

(2)颏孔区骨折:单侧颏孔区骨折将下颌骨分成前后两段,前骨折段受降颌肌群和健侧翼外肌牵拉,导致其向下、向后和患侧移位,后骨折段由于受升颌肌群和患侧翼外肌牵拉,向上并偏对侧移位,导致患侧牙偏斜接触,健侧前牙区偏斜开𬌗。

(3)下颌角骨折:如果骨折线位于咬肌和翼内肌附着之前时,肌肉的牵拉作用与颏孔区骨折相似,但骨段移位可能更明显。如果骨折线位于下颌角后上部,这样骨折线两侧的骨段都有咬肌和翼内肌附着,肌肉起到类似夹板的作用,此时骨折段移位不明显。

(4)髁突骨折:髁突骨折发生率较高,既可单独发生也可与其他部位骨折并发。一侧骨折时,由于翼外肌牵拉髁突骨折段向前、内方向移位,导致前牙和健侧牙开𬌗;当双侧髁突骨折时,升颌肌群牵拉整个下颌骨向后、上方向移位,导致双侧磨牙早接触,前牙开𬌗。个别严重的髁突骨折,髁突可穿过颞下颌关节凹顶而进入颅中窝,造成颅脑损伤。

(三)诊断

首先采集病史,了解受伤的原因、部位,然后检查患者的全身状况。手法检查也很重要,扣诊时骨折区常有明显的压痛,如能感觉到有骨折段的异常动度和骨摩擦音,即可明确诊断。咬合错乱是最有诊断价值的临床表现,根据咬合错乱的表现可以大致分析出骨折部位。

影像学检查可明确骨折的部位,常拍摄下颌骨侧位片、后前位片和全景片,必要时拍摄颞下颌关节断层片和 CT 扫描。

三、颌骨骨折的治疗

颌骨骨折的治疗原则是早期复位和固定。如果合并有颅脑、重要脏器或肢体的严重损伤,应先抢救伤员生命,待病情稳定后再行颌骨骨折的治疗。在进行颌骨复位时,必须以恢复患者的咬合关系为第一要务。恢复骨折前的𬌗关系是颌骨骨折正确复位的"金标准"。

(一)颌骨骨折的复位方法

1.手法复位

主要用于新鲜的并且移位不大的线形骨折,复位后做颌间固定,属于非手术治疗。随着内固定技术的发展,单纯手法复位的适用范围逐步缩小。

2.牵引复位

在上、下颌牙列上分别安置有挂钩的牙弓夹板,然后根据骨折需要复位的方向,在上、下颌牙弓夹板的挂钩上套上橡皮圈做牵引,使其恢复到正常的咬合关系(图 11-1)。此法兼顾牵引和固位的作用,主要应用于下颌骨骨折的牵引固定。单纯使用时下颌骨应固定 6～8 周,上颌骨固定 4～6 周。当上、下颌骨同时骨折时,用颌间固定恢复咬合关系后,需将上颌骨做坚固内固定或加用颅颌固定。此外,颌间牵引常作为切开复位内固定手术中指引骨块复位以及巩固术后效果的重要辅助手段。

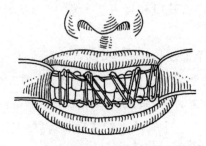

图 11-1 带钩牙弓夹板颌间牵引固定示意图

3.切开复位

早期主要用于有软组织伤口的开放性骨折,颌骨复杂性骨折或已有错位愈合的陈旧性骨折。目前已广泛应用于各类颌骨骨折病例。对于闭合性骨折,选用合适的切口非常重要,需兼顾手术和美观的要求,常有的手术进路有以下几种。

(1)冠状切口入路:主要用于面中部诸骨骨折的显露。切口自一侧耳屏前向上,经颞部转向额部发际线后4～5 cm,与发际曲线相平行,至对侧耳屏前。在头皮帽状腱膜下向前锐性分离,在距眶上缘2 cm处切开骨膜,在骨膜下分离至眶上缘,显露颧额缝、颧骨和鼻骨。用小骨凿凿开眶上孔两侧的骨质,解脱眶上神经血管束。两侧颞部沿颞肌筋膜向下分离至颧弓,并切开骨膜;沿骨膜下显露颧弓和颧骨,需保护面神经颧支。该切口可充分显露鼻骨、眶外侧、颧骨和颧弓骨折线。

(2)睑缘下切口:主要用于涉及眶下缘、眶底和颧骨骨折的显露。

(3)耳屏前切口:主要用于颧骨、颧弓和髁突颈部骨折的显露。

(4)下颌下切口:主要用于下颌角、髁突基部和下颌支骨折的显露。

(5)局部小切口:眶下缘和颧弓等部位的骨折可采用局部切口显露骨折线。

(6)口内前庭沟切口:此切口配合其他切口可以达到很好的效果。如冠状切口加前庭沟切口,可完全显露上颌骨、颧骨、颧弓、鼻骨和眶区的骨折线,在直视下对骨折进行复位和固定。下颌骨颏部、体部和下颌角骨折多主张做前庭沟切口及外斜线黏膜切口进行复位与固定。

(二)颌骨骨折的固定方法

1.单颌固定

单颌固定指在发生骨折的颌骨上进行固定,而不将上、下颌骨同时固定在一起的方法。主要用于线形并且移位不大的骨折。单颌牙弓夹板固定常用于牙槽突骨折和移位不大的颏部线形骨折。将成品和弯制的牙弓夹板横跨骨折线安置到两侧健康牙上,用金属丝将夹板与牙体逐个结扎起来,利用健康牙固定骨折的方法。

2.颌间固定

颌间固定指利用牙弓夹板将上、下颌固定在一起的方法。单纯采用该方法治疗骨折,下颌骨一般固定4～6周,上颌骨3～4周。随着坚固内固定技术的引入,其作用只是在手术中维持咬合关系,当骨折固定后2～3天,即可解除固定。常用的牙弓夹板固定方法有:带钩牙弓夹板颌间固定、小环颌间结扎固定和正畸托槽颌间固定。

3.坚固内固定

现已成为颌骨骨折的首选方法。

(1)颌骨骨折内固定的位置:上颌骨在垂直空间有3个支柱,即鼻上颌支柱、颧上颌支柱和翼上颌支柱。对于上颌骨的复位,首先应恢复3对支柱和颧骨的解剖位置,才能恢复面中部的高度和突度,这也是接骨板放置的主要位置,如梨状孔边缘、颧上颌缝、眶下缘、颧额缝和颧弓等(图11-2)。此外,面中部骨折固定应力争多点固定,最少达到3点固定。

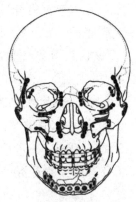

图 11-2　上颌骨骨折内固定位置示意图

下颌骨骨折固定时,可沿理想线放置接骨板。这些线在下颌骨体部正好与下牙槽神经管重叠,为防止损伤下牙槽神经,接骨板可在此线的上下方放置,或采用单皮质螺钉固定。下颌角骨折接骨板应放置在外斜线处,一般需要放置6孔小型接骨板。下颌骨正中联合部骨折应放置两块接骨板,适当增加两块接骨板之间的间隔距离,以提高对移位和扭转的对抗能力。下缘接骨板可用双皮质螺钉固定,上方用单皮质螺钉(图11-3)。

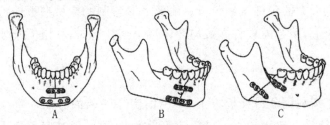

图 11-3　下颌骨骨折内固定位置示意图

(2)坚固内固定的形式。①加压板:指在骨折间施加适当压力,使骨折线达到紧密接触,缩短愈合距离,加快骨折愈合的固定方式。主要用于下颌骨骨折。②皮质骨螺钉:也称加压螺钉,常用于下颌骨的斜劈形骨折。③小钛板和微型钛板:小钛板一般用于下颌骨骨折固定,微型钛板多用于面中部骨折固定。④重建板:主要用于粉碎性不稳定的下颌骨骨折,大跨度下颌骨不规则骨折,下颌骨缺损骨折以及感染的骨折。⑤高分子可吸收接骨板:主要用于受力较小的上颌骨骨折、颧骨及颧弓骨折,下颌骨移位不大的线性骨折等。

(三)儿童骨折的治疗原则

儿童期为生长发育高峰期,颌骨骨折后恢复快,一般复位时间不得超过1周,以免形成错位愈合。对于儿童的𬌗关系恢复可不必像成人骨折那样严格,随着恒牙的萌出,𬌗关系还可以再次调整改建。对儿童期的骨折尽可能采取非手术治疗,如必须选择手术治疗,需要注意保护恒牙牙胚,防止损伤牙胚和下牙槽神经。

第二节 牙和牙槽突损伤

牙和牙槽突损伤可以单独发生,也可以合并其他部位的损伤,由于上前牙和牙槽突位于牙弓前部,损伤机会较多。

一、牙挫伤

(一)临床表现

牙挫伤是牙齿由于直接或间接受外力撞击所致,表现为牙周膜和牙髓组织损伤,患牙疼痛、松动,有伸长感,不能咀嚼,叩痛。如果牙龈同时损伤,可伴有牙龈出血、局部肿胀等症状。

(二)治疗

牙挫伤一般不需特殊处理,不用患牙咀嚼,使其得到休息,1周左右可以恢复。如果损伤较重,可对患牙进行简单结扎固定,并调低咬合避免接触,使患牙充分休息。一旦发生牙髓坏死,应做牙髓或根管治疗。

二、牙脱位

牙齿受到外力撞击发生的牙齿完全脱离牙槽窝,称之为完全脱位;如果仅有牙齿的移位、嵌入,牙尚未完全脱离牙槽窝,称为不完全牙脱位。

(一)临床表现

牙完全脱位表现为牙根已经完全脱离牙槽窝,或仅有软组织相连。不完全脱位者,表现为咬合异常,牙齿松动。由于所受外力方向不同,牙移位的临床表现各异,常见有移位、伸长、嵌入等表现。伤情重者,常伴有牙龈组织撕裂和牙槽突骨折。

(二)治疗

牙脱位的治疗以保存患牙为目的。如果为不完全脱位,应在局部麻醉下使牙恢复原位,并固定 2~3 周;如为完全脱位,只要离体时间不太长,可将脱位牙充分冲洗,并用抗生素溶液浸泡 30 分钟,如脱位时间较长或者受到污染,可在体外行根管治疗,然后植入牙槽窝,再用牙弓夹板固定。

三、牙槽突骨折

牙槽突骨折常是外力直接作用于牙槽突所引发的,常见于上颌骨前部。其常伴有牙龈撕裂,亦可伴有牙外伤;可单独发生,也可与其他损伤合并发生。牙槽突骨折若处理不当或不及时,可造成骨折错位愈合、咬合关系紊乱及牙槽突的缺损畸形。

(一)临床表现

牙槽突骨折可以是线形的,也可以是粉碎性的,有时为单纯的外骨板或内骨板折断,有时是一段牙槽骨完全折断。在临床上牙槽突骨折还常伴有唇和牙龈组织的撕裂、肿胀等表现。牙槽突骨折表现为当摇动损伤区的单个牙时,牙和邻近的牙及骨折片一起移动,而且由于骨折片移位可导致咬合错乱。

(二)治疗

牙槽突骨折的治疗原则是早期复位和固定。在局部麻醉下,将牙槽骨段复位,同时复位移位和脱位的牙。如有骨折块嵌顿时,可在与骨折线相对应的牙龈和黏膜上做纵切口,暴露骨折线,轻轻撬动骨折块,解除嵌顿后复位。复位后即行牙弓夹板固定,固定时间一般为 4~6 周。

第三节　颧骨及颧弓骨折

颧骨和颧弓在面中部位置突出,易受撞击而发生骨折。颧弓结构细长成弓形,较容易发生骨折。一般分为颧弓骨折、颧骨骨折、颧弓颧骨联合骨折及颧弓上颌骨复杂骨折。

一、临床表现

(一)面部塌陷畸形

颧骨、颧弓的移位主要取决于外力作用的方向。骨折块受外力作用,通常向后内移位或因颧骨体粉碎,造成面部塌陷畸形。少数情况下,骨折向外移位,可产生面部隆突畸形。伤后早期由于软组织肿胀,常会掩盖面部畸形。

(二)张口受限

由于颧骨骨折块向内发生移位,可以压迫颞肌和咬肌,并阻碍下颌骨喙突的运动,导致张口受限和张口疼痛。内陷不明显的患者可以无张口受限的症状。

(三)复视

颧骨参与构成眶外侧壁和眶下缘,颧骨移位后,可引起眼球移位、外展肌渗血和局部水肿及撕裂的眼下斜肌嵌入骨折线,导致眼球运动受限出现复视。

(四)神经症状

颧上颌骨连接处走行眶下神经。当此部位骨折时,常会损伤眶下神经,出现鼻外侧、眶下区及上唇的感觉麻木。如损伤到面神经颧支,则会发生眼睑闭合不全。

二、诊断

可根据病史、临床特点和影像学检查明确诊断。视诊要观察两侧颧弓是否对称,触诊局部有无压痛或塌陷移位,这些都有助于颧弓颧骨骨折的诊断。X线检查取鼻颏位或颧弓侧位。必要时可拍摄 CT 或三维重建协助诊断。

三、治疗

如无张口受限或畸形不明显可不做手术治疗,而采取非手术治疗。如骨折移位造成面部畸形和有张口受限等功能症状,则应尽早进行手术复位。常用的复位方法有以下几种。

(一)颧弓部单牙钩复位法

局部麻醉下在骨折凹陷区的颧弓下缘处经皮做小的横切口,穿刺插入单牙钩,至钩尖深度略超骨折最凹点。一手放在骨折表面感知复位程度,提拉单牙钩,使骨折复位。

(二)经喙突外侧复位法

方法是于下颌升支前缘做纵行小切口,从切口插入较扁平的骨膜分离器,经喙突外侧和颞肌浅面至颧弓骨折段下方,向外用力抬起骨折片,然后前后移动以恢复颧弓完整的外形。

(三)颞部切开复位法

方法是在伤侧颞部发际内做长约 2 cm 的切口,切开皮肤、皮下组织和颞筋膜,显露颞肌,在颞筋膜与颞肌之间插入颧弓复位钳,进至颧弓或颧骨的深面,用力将骨折片向外方复位。

(四)面部小切口复位法

如果患者面部已经有开放性创口或瘢痕,可利用原创口对骨折进行复位和固定,可以获得较好的疗效。该方法复位明确,方法简便,但是会在面部留有瘢痕。

参 考 文 献

[1] 武嫒.新编口腔医学诊疗精要[M].南昌:江西科学技术出版社,2020.

[2] 白荣.实用口腔疾病诊断与护理[M].北京:科学技术文献出版社,2020.

[3] 周爱娟.口腔科疾病诊断与治疗[M].北京:科学技术文献出版社,2020.

[4] 马莉莉.现代口腔科疾病诊疗新进展[M].长春:吉林科学技术出版社,2019.

[5] 李刚.口腔疾病 第2版[M].北京:中国医药科技出版社,2021.

[6] 牛林,李昂.口腔临床病例解读丛书 口腔修复临床病例解读[M].北京/西安:世界图书出版公司,2021.

[7] 王敬娈,罗思阳.现代临床口腔疾病诊疗学[M].长春:吉林科学技术出版社,2019.

[8] 李中孝.临床口腔科疾病诊疗新编[M].哈尔滨:黑龙江科学技术出版社,2019.

[9] 王惠元.口腔解剖学[M].长沙:中南大学出版社,2021.

[10] 闫伟军,朴松林,刘鑫.临床口腔疾病诊疗指南[M].厦门:厦门大学出版社,2021.

[11] 黄文博.口腔科疾病预防与诊断治疗[M].开封:河南大学出版社,2021.

[12] 杜芹,肖力.儿童口腔疾病诊疗精粹[M].西安:西安交通大学出版社,2020.

[13] 刘苗.口腔疾病临床诊疗与修复[M].长沙:湖南科学技术出版社,2020.

[14] 李燕.口腔内科疾病临床诊疗[M].长春:吉林科学技术出版社,2020.

[15] 赵文艳,王泰.口腔常见疾病的诊疗及数字化技术应用[M].银川:阳光出版社,2020.

[16] 丘东海,林杭.口腔医学专业职业技能训练指导[M].北京:人民卫生出版社,2021.

[17] 汤春波,邹多宏.口腔种植并发症预防与处理[M].沈阳:辽宁科学技术出版社,2021.

[18] 张文.口腔常见病诊疗[M].北京:科学出版社,2020.

[19] 张江云.口腔疾病诊疗技术常规[M].长春:吉林科学技术出版社,2019.

[20] 孙杰.口腔内科常见疾病的诊疗及预防[M].哈尔滨:黑龙江科学技术出版社,2020.

[21] 张晓东.临床口腔疾病诊疗规范[M].天津:天津科学技术出版社,2019.

[22] 刘龙坤.实用口腔疾病诊疗技术[M].天津:天津科学技术出版社,2019.

[23] 袁萍.新编口腔疾病诊疗学[M].长春:吉林科学技术出版社,2019.

[24] 郭维华,李中瀚.口腔细胞实验操作技术[M].成都:四川大学出版社,2021.

[25] 张旭光,俞波.实用口腔临床牙体预备[M].北京:北京大学医学出版社,2021.

[26] 秦满.儿童口腔科临床病例解析[M].北京:人民卫生出版社,2021.

[27] 张扬.口腔疾病诊疗的思维与方案[M].北京:科学技术文献出版社,2019.

[28] 蔺荷芽.现代临床口腔疾病诊疗技术[M].北京:科学技术文献出版社,2019.

[29] 李睿敏.现代实用口腔科疾病诊断与治疗[M].青岛:中国海洋大学出版社,2020.

[30] 刘琦.实用口腔临床诊疗精要[M].北京:科学技术文献出版社,2020.

[31] 李梅.现代口腔病诊疗进展[M].哈尔滨:黑龙江科学技术出版社,2020.

[32] 段咏华.实用口腔疾病临证指南[M].天津:天津科学技术出版社,2020.

[33] 牟雁东.新编口腔医学临床实践与新进展[M].北京:科学技术文献出版社,2020.

[34] 陶慧骞,但红霞.口腔黏膜瘙痒症的病因与治疗[J].国际口腔医学杂志,2021,48(1):119-124.

[35] 杜嵘,朱铭颐,周卓君.口腔全科诊疗理念在本科临床教学中的实践初探[J].医学理论与实践,2021,34(1):168-170.

[36] 花雯,韩佳南,王万春.口腔颌面间隙感染病原学特点及危险因素[J].中华医院感染学杂志,2021,31(9):1406-1409.

[37] 余擎.龋源性牙髓病的诊疗策略及进展[J].中华口腔医学杂志,2021,56(1):16-21.

[38] 颜孟雄,黄婧,杨再波.慢性牙周炎龈沟液 IL-10、IL-23、MCP-1 与牙周指数的相关性分析[J].分子诊断与治疗杂志,2021,13(2):255-258.

[39] 王珊.一次性根管治疗急性牙髓炎的临床疗效观察[J].智慧健康,2021,7(4):92-94.

[40] 梁晔,邵金龙,葛少华.牙周炎与银屑病相关关系的研究进展[J].中华口腔医学杂志,2021,56(6):591-597.